好孕妈咪

... F E I C H A N G   H A O Y U N ...

非常好孕

——这样做就能怀得上｜生得好

余月娥　庞军芳 / 著

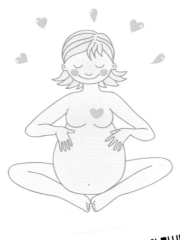

U0333786

天津出版传媒集团

天津科学技术出版社

图书在版编目（CIP）数据

非常好孕 ：这样做就能怀得上 / 余月娥，庞军芳著. -- 天津 ：天津科学技术出版社，2014.8
ISBN 978-7-5308-9174-2

Ⅰ．①非… Ⅱ．①余… ②庞… Ⅲ．①妊娠—基本知识 Ⅳ．① R714.1

中国版本图书馆 CIP 数据核字（2014）第 204771 号

责任编辑：张建锋　方　艳

天津出版传媒集团

天津科学技术出版社出版

出版人：蔡　颢
天津市西康路 35 号　邮编 300051
电话：（022）23332695
网址：www.tjkjcbs.com.cn
新华书店经销
北京彩虹伟业印刷有限公司印刷

开本 710×1000 1/16　印张 17　字数 220 000
2014 年 11 月第 1 版第 1 次印刷
定价：32.80 元

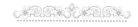

找对方法，得好孕

　　"恭喜您，是一个全须全尾的大胖丫头／小子，听，声音多洪亮！"我亲手将还带着血、浑身粉嘟嘟的小家伙递到奋战了若干个小时的产妇面前，心里也满是自豪。这一幕在我的一生中无数次重复，无数次定格，成为我此生最闪光的记忆。

　　是的，我是一名妇产科医生，在妇产科临床工作了 35 年有余，亲手迎来了无数个小生命。我喜欢这个职业，更喜欢迎来健康生命的那一刹那，因为我也是两个孩子的母亲。

　　记得生女儿时，我也是奋战了一天一夜，当听到孩子的第一声啼哭，疲惫的身体仿佛注满了力量，问出的第一句话不是"男孩女孩"，也不是"漂亮吗"，而是"胳膊腿都全乎吗？"

　　接生的同行当时就笑了，将孩子带着血放到我的怀里，说："余大夫，是全乎的，很健康。"

　　如今，以前整个艰辛的生产过程我早已忘记，唯一记得的是，将女儿抱在怀里的那一刻，我什么都没有注意，而是摸遍了她的全身，很好，一个零件都没有缺，然后浑身的力气瞬间抽离，心满意足地放松了整个身心。

　　事实上，不仅是我，我的一位医科院的同学也如是告诉我："当时护士把孩子从产房抱出来放我手上时，我什么都没想，没想还在产房的老婆，没想男孩女孩，也没想聪明漂亮，只是茫然地摸遍她的全身，胳膊腿都在，指头都全乎，这才松了一口气，才想起来刚才护士好像说是女孩，

1

而护士已经回产房了。几十年了，这一幕永远也忘不了。"

这就是父母心，所以，当我在门诊遇到很多前来就诊的不孕患者或是打算备孕的小夫妻时，我都能很深切地体会到她们的感受。而我听到最多的则是这样的问题："大夫，我只想顺利平安地生一个健康的宝宝！"

是这样，每一对父母都想要一场健康平安的好孕，那么，什么是好孕？我将它总结为六个字——"怀得上，生得下！"如果要给这六个字加个注解，那就是——"健康"！

首先，要能怀得上，不仅要怀得上，而且还要怀得健康。怀孕不仅是为了怀孕而怀孕，而是要怀上一个健康的胚胎，一个健康的希望，如此才会有平安的孕程与平安的幸福。

那么如何才能健康？首先我们应该给胚胎提供良好的种子与土壤。这说起来容易，其实却大有学问。中医强调五脏六腑要协调，要阴阳平衡。这就需要年轻的准父母为了能让这个小生命生根发芽，而努力备孕，为宝宝提供优秀的精子和卵子，然后再为宝宝创造出良好的土壤环境与生存环境。虽然备孕时，宝宝还未出现在你们的生命里，但你们的一举一动，每一个细节都已经注定了宝宝的未来。因为受精卵一旦形成，是悲剧或喜剧则基本已经注定。所以，这就需要我们在故事开始之前，为宝宝铺设一条生命的康庄大道。

备孕是优孕的关键，却往往最容易被忽略，与意外惊喜相比，期待中的宝贝则是父母爱的结晶、情的延续、灵的升华。恰当的孕前准备能让孩子决胜在起跑线上，孕前点点滴滴的付出和努力能无限扩大到孩子的未来上。

所以，此时的准爸爸、准妈妈应该戒掉不良嗜好，全心备孕，为不远处的好孕做准备。

当然，"怀得上"只是第一步，"生得下"也是一个大家所关心的话题。

殊不知，整个孕程的平安与否，都与夫妻双方之前的备孕息息相关，故事的发展都是错综复杂、千丝万缕联系着的，尤其在好孕上，任何一个意外都不能独立来看，好的备孕才能决定一场平安的好孕。

女儿是单位的小领导，去年夏天有段时间她显得很焦躁。原因很简单，她所管理的团队中有两个初次怀孕的同事在孕早期都出现了不同的先兆流产症状，女儿很负责地给她们提供各种照顾及帮助，甚至我与她父亲都为她的两位同事提供随时随地的电话咨询与合理的建议。然而，到最后，这两个姑娘的孩子还是没有保住，女儿为此很自责和内疚，总觉得是自己没有照顾好她们。

女儿是个善良的孩子，她自己也刚经历了先兆流产的担惊受怕，折腾了 9 个月，还因为先兆早产住过一次院，所幸终于足月生了个健康可爱的小宝贝。她的悲悯之心我能理解，但我还是给了女儿正确而科学的开导，"其实，孕早期流产是一件很高发的事情，大约有超过 20% 的女性都经历过这样的悲伤。但国外医生认为，早期流产 3～4 次都属于正常，如果发生 4 次以上才会被视为习惯性流产。不过即使是习惯性流产也不用灰心，如果调理得当，照样可以生出健康的宝宝。"

事实上，孕早期流产与很多方面有关系，比如精子的质量、卵子的质量、胚胎所处的环境、生殖器炎症等，都会引起受精卵选择自然淘汰。而很多年轻的父母一般都会对孕期比较注意，却往往忽视了孕前的各种准备工作。殊不知带病怀孕、意外怀孕原本就隐藏着很多风险。

尤其在生活节奏很快、压力很大的现代化都市，准爸爸和准妈妈直接裸露在各种电磁辐射及空气污染之中，不仅精神高度紧张，甚至身体都处于亚健康状态，而年轻的夫妇却很少有人能指导他们如何去创造一个健康的胚胎，继而生出一个健康的宝宝。

备孕与孕期保健是不同的，备孕的重要性往往会被忽视的原因是，整个孕期准妈妈们都会有专业的医生提供各种建议与帮助，而备孕却一直没有合适的机构给予年轻的夫妻们正确的指导，很多人都是稀里糊涂就怀上了，才手足无措地去咨询产科医生自己该注意些什么。有的夫妻备孕很久也没有传来喜讯，一直彼此抱怨，实际却忽略了很小的细节。还有的女孩一直没有怀上，各处求医问药都未能如愿，最后却发现是因为很简单的小疾病所致，只需要正规的治疗，"好孕"自然会来。

那么，这时该怎么办？事实上，除了去专业门诊检查治疗外，我建议年轻的父母至少应该对自己的身体与整个备孕的过程有个系统的了解，这样才能做到有效的备孕，而不仅是盲目地查询网络，寻求偏方。

前几天女儿忽然问我："妈妈，我一个朋友两年前有过一次停孕，可后来一直就怀不上了，怎么办啊？还有一个朋友怀一个流一个，都流产 4 次了，最大的一个是 4 个多月莫名其妙就停孕了，为什么啊？……"可能是我总帮助女儿身边那些怀孕或准备怀孕的朋友们，最近托女儿找我咨询的人越来越多，而我的心也越来越沉重。

最后，我询问并看过她们的病例后才发现，并不是她们没有能力怀孕，而是用错了备孕的方法，这是非常遗憾的事情。事实上，我最近几年听到最多的不是宝宝降临的喜讯，而是这样或那样的悲伤，要么怀不上，要么怀上留不住，甚至有个女孩子做了两次试管婴儿都未能留下一个，不到 40 岁，两鬓已有了华发……

而原因其实都很简单，只要知道正确的方法，得到正确的辅导或治疗，其实不用遭受这么多挫折，或许早就做了父、母亲。而浪费的时光，身心所受到的伤害，却成了这些孩子一生都无法弥补的痛。

说实话，我的心里很难过，为这些和我女儿一样处于花样年华的孩子，也为这些孩子和我一样的母亲。我在妇产科临床工作了 35 年，一生亲手迎来了无数小生命，却从未想过，会有悲悯多过喜悦的一天。于是，我突然产生了将我这 35 年临床经验变成文字的想法，跟女儿一说，她非常赞同："妈妈，你可要好好写，你知道这样能帮助多少家庭？这是一件多么伟大而功德无量的事情。"

如今，我已退休，已不能再去门诊帮助这些孩子，也无法再亲手迎接新的生命，感受新生命降临的喜悦，但我想通过这种方式，延续我的骄傲，让孩子们通过学习这些正确的知识，得到正确的指导，迎来一场好孕。

　　我希望，这本书能给这些孩子带来意料之中的好孕，从而少走弯路，少受伤害。

　　最后，感谢我写作过程中的合作伙伴庞军芳，感谢一直鼓励我的女儿和对我无限信任的编辑朋友，没有她们，这本书也不会如此顺利地问世，更不会让我以另一种方式去迎接新生命，从而延续我奋斗一生的职业。

余月娥

2014 年 7 月写于北京

目　录
contents

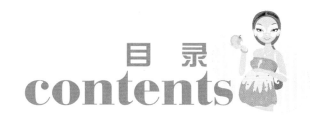

第三章

爸爸做好这些，为宝贝奉献一个最好的精子

第四章

吃对了，天然健康好孕来

第五章

找准排卵期，选取最好的怀孕时机

第六章

这些方法，让精子与卵子更容易会合

第七章

备孕时间过长，查查是否有这些不良习惯

第八章

放松心情来备孕，好孕自然来

第九章

想怀孕，这些疾病要调理好

第十章

怀孕有困难，去查查这些项目

第十一章

怀孕了，宝贝给你发来幸福的信号

第一章
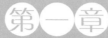

备孕，给宝宝最健康的人生起点

2005 年我国取消强制婚检后，我国残障儿出生率为 12.7%，每年多出生残障儿80 余万人。而更让人揪心的是，近几年畸形新生儿的比例仍在以 10% 的速度递增。

而另一方面，近年来很多女性尤其是白领一族因精神压力大导致的先兆流产率不断升高。正是这样残酷的现实让"繁衍生息"这种最基本的动物本能却成了很多家庭最担忧的事情。

好孕，或许并不是那么简单……

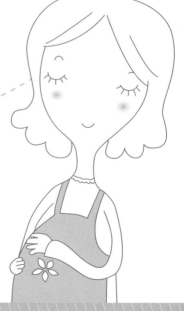

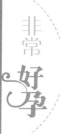
1. 现在，你做好怀孕的准备了吗

"你做好怀孕的准备了吗？"

如果这句话我在30年前问一名普通的育龄女性，或许会引起轩然大波。

"怀孕还要做准备？"

"为什么要做准备？"

"准备是什么意思？"

"谁家生孩子还要准备？"……

但30年后的今天，很多想怀孕的夫妻都会主动到门诊来咨询我："怀孕前应该做什么准备？""哪些准备工作可以让孩子更加健康、聪明？""如果有遗传病，应该如何备孕才更科学？"……

事实上，近十年来，这样的育龄夫妻越来越多，随着生活水平的不断提高，更多的人开始关注优生，关注备孕。每位父母都希望自己的宝宝健康、聪明，能更多地遗传自己与伴侣的优点，这在医学上属于优生的范畴。优生起源于英国，意思为"健康遗传"，主要研究如何用有效手段降低胎儿缺陷的发生率。现在优生已经成为一项国家政策，其主要的内容是控制先天性疾病新生儿，以达到逐步改善和提高人群遗传素质的目的。目前可以通过科技手段来确保胎儿的健康。

然而，还是有不少年轻人，会在新婚之初没有准备的情况下怀孕或者奉子成婚。事实上，这在人类繁衍生息的过程中并没有什么错。但随着科技的发展，将优生计划提到重要高度的今天，其实有很多悲剧完全可以通过备孕、孕前检查、孕期筛查等医学手段来避免。因为一个孩子的降生，意味着家长的责任、义务以及孩子的一生，对没有做好准备的人群来说，出生缺陷儿或患有某种疾病的概率明显大于有准备的夫妻。

取消"强制婚检"后，一年中广州市的自觉婚检率从97%跌到了4.43%。而抽样调查显示，2010年，广州0～6岁死亡的儿童中，30.36%死于先天性、遗传性疾病，如脑瘫、先天性食道闭塞、地中海贫血等，已经成为该年龄段幼儿的第一死亡原因。国家计生委曾估算，中国出生缺陷发生率约为5.6%，每年新增出生缺陷幼儿约90万例。数据显示，出生缺陷导致的婴儿死亡比例占19.1%，堪称中国婴儿死亡的第二"杀手"。

曾经有一对非常传统的夫妻，正常结婚，并很快怀孕，当然，他们并没有进行孕前检查，也没有进行备孕，而是在蜜月期就有了喜讯。家中老人都称赞她有一个"好肚子"，但他们恰恰忽略了，在蜜月期，丈夫几乎夜夜宿醉，带酒上阵，而妻子也经常被迫陪酒，烟酒、疲惫，再加上妻子从事的是化工污染方面的职业，从而造成了一个悲剧——孩子出生一年半后，检查发现患有某种先天性心脏病，虽然及时进行了手术干预治疗，但孩子的预后还需要临床观察，而整个家庭也被巨额的医药费所拖累。直到我退休时，5岁的小姑娘，仍不能进行剧烈运动，药不离口。

每位父母都希望把自己健康而优秀的基因遗传给宝贝，但健康的宝贝除了优质的精子和卵子结合成良好的胚胎外，还需要一个良好的发育环境，就像好的收成也需要肥沃土地的滋养一样，对于宝贝来说，这"肥沃的土地"就是准妈妈健康的身体。所以，备孕，实际上就是为宝宝准备一个好的种子以及好的土壤。很多人在得知怀孕后百般小心，却忽略了怀孕前的一切行为都直接影响着宝宝的健康及遗传基因，而这些是怀孕后如何小心谨慎都无法改变的。中医有句话叫"种子先养身"，是指夫妇在受孕之前要先调养好自身的状态，只有夫妻的身体状况、生活环境调整在一个最佳状态，

第一章 备孕，给宝宝最健康的人生起点

好孕才可能是自然而然的事情。

回想在临床的 30 多年，让我印象最深的不是谁家的孩子最聪明，也不是谁家的宝宝最漂亮，而是这样一位悲惨的女性。

女孩曾是大学校园里的校花，遇到了同为校草的高大英俊男生，并修成正果。原本这是童话故事里最经典的王子和公主的故事，但结局却不是"王子与公主幸福而快乐地生活在了一起"，恰恰相反，女孩和男孩与父辈一样，并没有刻意备孕，只是顺其自然，怀孕了，生育了。或许我们的父辈都会告诉孩子们，这没有什么不对的，祖祖辈辈都是如此繁衍生息，并开枝散叶的。他们并不知道临床上有一个名词叫"概率"，而这个概率对于医生来说是几万分之一，而对于一个家庭来说，却是百分之百。

这对年轻漂亮的夫妻恰恰就成了这个百分号之上的分母：上天并没有给他们一个健康快乐的天使，而送来了一个来自星星的孩子——一个患有"脆性 X 染色体综合征"的小男孩，重度智力低下，并伴有孤僻症。

后来，经过多方检查，证实年轻的母亲为脆性 X 染色体携带者。与很多家庭一样，夫家几乎把所有的矛盾点都集中在了年轻母亲的身上，而她只能选择默默地承担起养育智障小儿子的重任。没多久，前夫就有了新的家庭，并生了健康的孩子，似乎那次短暂的婚姻影响到的只是年轻美丽的母亲以及那个永远也长不大的孩子。

事实上，脆性 X 染色体综合征是世界上遗传性智力缺陷的首因，是儿童智力缺陷最常见原因，在染色体异常所致的智力低下综合征中，该病仅次于唐氏综合征。而这位母亲则属于无症状脆性 X 染色体携带者，无任何异常，却能遗传给后代。其实，这样的染色体携带者并非完全不能生育，而是应该做好严格的孕前检查，并做好充足的备孕工作，在遗传基因学专家的建议下做好孕期检查，在孕期 15～20 周抽羊水、绒毛做产前诊断，看胎儿有没有问题，再决定要不要这个小孩。

不过，这样的案例在临床上毕竟是少数，更多的是，有很多孕妇并没有太在意备孕，而是顺其自然地怀上了孩子，也非常重视孕期筛查，可惜的是，在筛查中还会发现一些匪夷所思的问题，最后只能以人工终止妊娠收场。据不完全统计，我国每年仅出生的缺陷儿就在300万以上，通过产检提前发现、接受引产的畸形胎儿则更多。从这类不幸的病例中，我们也认识到了产前体检提前发现胎儿畸形、预防出生缺陷的重要性。

有一对健康成功的夫妻，一切安好，没有备孕就怀了孕，而夫妻俩都是高压力的生活及工作状态，身体并没有调整到最佳状态，不幸的是，孕中期B超筛查时，发现这个充满活力的胚胎却是一个单肾缺陷儿。此时，无论小夫妻如何不情愿，也只能选择人工引产终止妊娠。一场原本充满希望的好孕却因为孕前一点点不在意，而让整个家庭蒙上了阴影，尤其对准妈妈的身心造成了巨大的伤害。

还有很多夫妻，当我建议他们终止妊娠时，他们百思不得其解，孩子在肚子里保护得好好的，怎么就不能要了呢？实际上，备孕期间一些看似很不经意的举动都会直接影响受精卵的质量。一对夫妻经常加班，压力很大，怀孕3个月就发生了宫内停孕，事后检查才知道，原因其实非常简单，丈夫经常熬夜，精子质量欠佳，最终影响到了受精卵的质量。

当然，这样的案例在临床上数不胜数，有的夫妻在孕前服用了大量不适宜怀孕的药物，有的接受过放射污染或化学污染……而在这样的情况下怀孕了，很多时候要么自然停孕，要么建议人工终止妊娠。

备孕和产检是生出一个健康宝宝的两个保护伞。很多人认为孕前检查及备孕是一件没有意义的事情，"又麻烦又花钱，最终就是花钱买放心"。而事实恰恰相反，孕前检查是非常重要的一个环节，是决定一个家庭是否能迎来健康小生命的第一个关卡。

当一对夫妻开始有要宝宝的计划时，首先应该考虑去专业孕前检查机构进行系统的咨询及检查。而医生所问及的双方病史、有无不良孕产史、

第一章　备孕，给宝宝最健康的人生起点

005

有无家族遗传病史等，都会成为发现可能影响胎儿健康的蛛丝马迹，而专业人士则会进行有针对性的孕前检查和优生指导。

而另一方面，围产期的保健则更为重要，产检与诊断会对一些重大畸形或遗传性疾病进行筛查、诊断，尽量避免年轻的父母留下一生的遗憾。

很多人认为到医院去测个体重，量个腹围，做个B超就是围产期保健了，所以能省就省，能不去就不去，而这样做的后果则很有可能将医生口中的几万分之几变成自己家庭的百分之百。而这样的痛，并不能通过你的努力或者财富去磨平，它或许会伴随着你的一生。

那么，你做好怀孕的准备了吗？

2. 孕前检查，爸爸、妈妈一个也不能少

有一次我在小区里遛弯，碰见了一对结婚三年的小夫妻，几句寒暄过后，我顺嘴问了一句："打算什么时候怀孕？"没想到却得到了一个让我很欢乐的回答："今年7月中下旬吧！"

我调侃道："这日子还能掐这么准？"

男孩子很不好意思地说："我们想生一个金牛座的宝宝，所以想在那时候怀孕！"

我笑呵呵地建议他们："那要提前做好孕前检查哦，要给自己留出处理紧急事件的时间。"

"那我明天就让她去。"

"不光她，你也要去啊，生孩子不是她一个人的事情。"我建议道。

"啊！我也要去？"男孩子显然没有想到。

"当然，生孩子是两个人的事情，你的健康也同样重要，种子不好，地再肥沃也没有用。"我怕男孩子尴尬，轻松地调侃道。

这对小夫妻非常听话，做了产前检查。事实上，这对小夫妻并没有生下他们希望的金牛座宝宝，因为各种原因没能在预计的时间里怀上孩子，而是晚了多半年。其中原因就不深究了，值得高兴的是，他们虽然没有生下一个金牛座宝宝，但同样生了一个健康开朗的小天使。

生一个健康的宝宝是每个父母的梦想，但梦想需要通过行动去实现。而生健康宝宝的第一步就是进行完整的产前检查。

孕前检查不同于常规体检，主要是针对生殖系统和遗传因素所做的检查。孕前检查最好在怀孕前 3～6 个月做，我一般建议孕前 6 个月进行检查。若一方身体欠佳仍可调理治疗，不会造成太大的压力。人们往往有一个误区，认为只要准妈妈做检查就行，准爸爸就不用了，殊不知，无精子症等疾病自身并不一定有不适感。众所周知，健康宝宝首先必须是健康的精子和卵子结合的结晶。因此男士孕前检查和女士一样重要，并且应同时进行。

一个人的健康或患病很大程度上与父母的遗传有关，但是，在具体的疾病上，父母的基因要负的责任却并不相同。过去的研究揭示了很多疾病与母亲的基因有关，例如，母亲的年龄越大（35 岁以上），基因突变的概率越大，其子女患唐氏综合征（先天愚性）的可能性也越大。

然而，过去很少有人去关注父亲的哪些基因会对孩子造成风险。有统计数据显示，每 88 名孩子就有一人患自闭症，而且男孩的自闭症发病率是女孩的 5 倍以上。而研究也表明，类似自闭症一类的疾病主要与父系的遗传有关。

事实上，不光母亲的年龄越大，基因突变的概率越大，父亲也一样。澳大利亚的研究人员发现，年龄较大的雄性小鼠会出现与发育异常有关的多个基因突变，这或许能解释为何父亲年龄越大，子女患自闭症和精神分裂症等疾病的概率越高。

美国的研究人员对 10 对同卵双胞胎自闭症患者及其正常父母进行了全基因组测序。结果发现，如果父亲年龄较大，如超过 40 岁，则孩子体内源自父亲的胚系突变较高，但母亲年龄与胚系突变的关系不大。而且，胚系突变显然要比人类基因组的平均突变率要高。同时，一些与神经系统相关的疾病（如自闭症）的基因比一般的基因更加易变。

冰岛的科学家对 38 000 多名冰岛人的基因型所进行的一项调查表明，除了自闭症，一些与癌症和糖尿病相关的基因都源自父系。过去发现，与乳腺癌相关的 1 个基因、与基底细胞癌相关的 1 个基因和与 2 型糖尿病相关的 3 个基因共 5 个基因都来自父方。

英国与瑞典的研究人员对瑞典 230 万名出生于 1950—1970 年的人进行研究，对这些人进行的疾病研究包括精神分裂症、自闭症、躁狂症、抑郁症、神经性厌食症、药物滥用和成瘾。研究人员主要是对比他们与其没有生病的兄弟姐妹以及普通人群的生育力，并评估致病性基因遗传给后代的概率。研究发现，无论男女，一个人如果患有上述疾病中的任意一种，意味着其家族拥有致病基因，因此他们的兄弟姐妹的生育率也会受到影响，但致病基因对男性生育力的影响显然要大于女性。例如，患有精神分裂症和躁狂症的病人的姐妹拥有显著增加的生育力，但患有精神分裂症和自闭症的病人的兄弟却表现出显著降低的生育力。

但也有相关研究证明，尽管自闭症主要由父系遗传引起，但通过预防和治疗，将来可以治愈和减少这类疾病的发生。

因此，做产前检查不仅仅是准妈妈应该做的事情，准爸爸也是一个重要的检查对象。同时如果家族中有明显的遗传病人，包括直系亲属中有近亲生育的现象，则一定要主动告诉医生，医生会给出合理的建议。当然，有的父母跟正常人的表现一样，却是某种遗传病基因的携带者，虽然自身没有发病，但很有可能将这一遗传病传给他们的下一代，而他（她）和她（他）的家族并不知情。很多隐性遗传病，如，先天性聋哑、白化病等，即使告诉了大夫遗传病史，也不能保证孕前检查一定能查出来所有的遗传病，因为除非有特殊遗传病，孕前检查及产前筛查一般不会做基因对比筛查。那么这时孕前筛查就显得尤为重要了。

3. 准妈妈孕前该查什么

作为胎儿的孕育方，准妈妈的孕前检查至关重要，这不仅关系到孩子的健康，同时也关系到整个孕期胎儿的成长是否顺利，孕妇的整个孕程是否健康。

孕前3～6个月，无论从营养方面，还是接种疫苗以及补充叶酸，都给准妈妈留有了相应的时间。一旦孕前检查发现其他问题，还可以有时间进行干预治疗。准妈妈的孕前检查时间最好是在月经干净后3～7天之内进行，这段时间最好不要同房，至少要保证3天内不要有性生活；检查前一天注意休息好，保证精力充沛，不要清洗阴道。

准妈妈常规检查项目

1. 血常规（血型）：这项检查不仅可以知道血红素的高低。如有贫血可以先治疗。因为如果母亲贫血，不仅会出现产后出血、产褥感染等并发症，还会殃及宝宝，给宝宝造成易感染、抵抗力下降、生长发育落后等影响。而且也可以得到血小板的数值，血小板与凝血机能有关，过多过少都会出血，所以有血小板问题的人要先进行治疗才适合怀孕。这项检查还可以测得红细胞的大小（MCV），这有助于发现地中海贫血携带者。地中海贫血携带者红细胞会比较少，MCV会小于80，而这种病为隐性遗传疾病，只有父母均为基因携带者，才会影响到下一代。因此，如果准妈妈的MCV

小于 80，则准爸爸也须抽血。如果双方都小于 80，则须做更进一步的检查，如血液电泳及 DNA 检测等，如只有一方 MCV 小于 80，则不用担心。这是一种产前就可以诊断出的遗传疾病，所以近年来新生儿患有地中海贫血者已经非常少了。因此一般的血液计数检查（CBC）可以说是一种花费很少、而结果却很重要的检查。

2. 尿常规：有助于肾脏疾病早期的诊断。十个月的孕期对于母亲的肾脏系统是一个巨大的考验，身体代谢速度的提高，会使肾脏的负担加重。如果肾脏存在疾病，后果会非常严重。

3. 脱畸检查：包括风疹、弓形虫、巨细胞病毒三项。60% ~ 70% 的女性都会感染上风疹病毒，一旦感染，特别是妊娠前三个月，会引起流产和胎儿畸形。可通过静脉抽血进行检查。

4. 肝功能（两对半）：各型肝炎、肝脏损伤诊断。乙肝的三大传染途径为性传播、血液传播和母婴传播，如果母亲是病毒性肝炎患者，但没有及时发现，怀孕后会造成非常严重的后果，比如早产，甚至新生儿死亡。虽然乙肝本身不会遗传给胎儿，即使妈妈是高传染性或是乙肝抗原携带者，新生儿也可在出生后立刻打免疫球蛋白。但肝炎病毒还是可能会直接传播给孩子。

5. 胸部透视／摄片：结核病等肺部疾病的诊断。患有肺结核的女性怀孕后，会使治疗用药受到限制，使治疗受到影响。而且肺结核常会因为产后的劳累而使病情加重，并有传染给孩子的危险。本检查最好在更早的时间进行，最好在接受 X 光检查 6 个月后再怀孕，因为 X 光也是胎儿致畸的一大原因。

6. 妇科内分泌检查：对月经不调等卵巢疾病进行诊断。例如患卵巢肿瘤的女性，即使肿瘤为良性，怀孕后常常也会因为子宫的增大，影响了对肿瘤的观察，甚至有流产、早产等危险。

7. 白带常规：筛查滴虫、霉菌、细菌的感染。常见的阴道炎有滴虫性阴道炎、白色念珠菌阴道炎等。阴道炎常常会引起流产、早产、胎膜早破等危害，并引起新生儿的感染，因此在孕前、孕期应重视治疗阴道炎。

8. 染色体检测：及早发现克氏征、特纳氏综合征等遗传疾病，不育症。

准妈妈建议检查项目

1. 梅毒血清检查及艾滋病病毒检验：这是两种性传染病的检查。梅毒会影响胎儿，但梅毒只要完全治愈便可安心怀孕。艾滋病的三大传染途径与乙肝相同，但传染婴儿的风险则更大，且一旦患上无法治愈。

2. 麻疹抗体检查：怀孕时得麻疹会造成胎儿异常，所以没有抗体的准妈妈们，最好先去接受麻疹疫苗注射，但须注意的是疫苗接种后 3 个月内不能怀孕，因此要做好避孕措施。

3. 子宫颈刮片检查：怀孕时才发现有子宫颈癌的故事时有耳闻，所以一个简单的子宫颈刮片检查就可以让准妈妈们在怀孕时更安心，毕竟一个好的子宫才能孕育出健康的胎儿来。

准妈妈需重视的疾病

1. 高血压：胎盘绒毛缺血严重时，可导致绒毛坏死、出血，引起胎盘早期剥离，这是一种严重并发症，直接威胁母婴生命。所以，患有高血压病的女性在计划怀孕前，要经过认真检查与治疗，能否怀孕要征求医生的意见。

2. 糖尿病：糖尿病是遗传性较强的疾病。即使母体在妊娠前没有表现出特有的病症，但实际上，母体在出生时就已携带了糖尿病的发病基因，而在各种诱因下，发病基因就会表现出病症。妊娠就是诱因之一。因此，妊娠前必须追询一下直系亲属中有没有糖尿病患者。孕妇患糖尿病，会引起流产、早产、妊娠中毒症、羊水过多症和胎儿巨大等。所以，有糖尿病家族史的女性妊娠前，应该到内科诊断，根据检查结果来确定妊娠情况，对于不宜妊娠却怀孕了的女性，应尽早终止妊娠。

3. 肾病：由于怀孕加重了肾脏的负担，因此会加重肾脏的病变。同时，由于肾脏病变，造成肾脏的功能有所下降，对于母亲体内胎儿的发育有影响，严重者可以出现胎儿发育迟缓，也可能出现流产、死胎、死产。

如果曾经患肾炎，经过治疗已经基本痊愈，尿蛋白仅微量或偶尔出现"+"，并肾功能已经恢复正常，血压稳定，可以与医生商议妊娠。一旦怀孕必须加强监护，特别注意保健，如注意休息并增加卧床时间，饮食上摄取丰富的蛋白质和维生素。整个孕期都要有医生监护，以便及早发现妊娠高血压综合征，及时采取控制方法。

如果患有慢性肾炎并伴有高血压，或蛋白尿"++"以上，不仅怀孕后容易造成胎儿死亡，而且会更加重肾脏功能的负担，一旦怀孕会很危险。因此，病情未得到一定程度的控制时不适宜怀孕。

4. 贫血：在妊娠前如发现患有贫血，首先要查明原因，确定是属于哪一种原因引起的贫血，然后进行治疗。贫血是妊娠常见的并发症，部分原有的贫血情况因妊娠而加重，部分在妊娠后发生。而贫血对母婴都会造成影响，其中轻度贫血妊娠后对母婴影响较小，重度贫血可增加母体妊娠期并发症如妊高征、感染，甚至贫血性心力衰竭，而对胎儿影响则较大，如导致早产、胎儿发育不良、胎儿宫内窘迫等发病率均增加。因此，女性在怀孕前如有贫血，应在孕前进行咨询，并查清贫血的原因和程度，做出评估和处理，免得妊娠后贫血加重，甚至危及母婴安全。

5. 心脏病：心脏问题是孕妇的大忌。最常见的是室上速，医学全称为阵发性室上性心动过速。不发作时，病人一切正常；发作时，会引起心动过速、低血压等一系列问题。病人的心跳最快可以达到 200 次 / 分钟，容易造成大脑及心脏供血不足，对孕妇而言，伤的不仅仅是本人，胎儿的发育也会受到影响。因此，打算做妈妈的女性一定要做好孕前检查，如果发现心跳过速等征兆，应及早治疗。

6. 牙周炎：美国几乎有 12% 的婴儿都是在 37 周前出生的早产儿，其中一些就是由于母亲患牙齿疾病所引起。资料显示，重度牙周炎孕妇早产的风险是牙周健康者的 8 倍之多。孕周不足增加了这些婴儿出生后的死亡率和先天缺陷率，如智障、脑瘫、视力和听力缺乏等。

怀孕后，由于体内性激素的变化，牙龈容易充血肿胀。如果孕前存在牙周疾病，怀孕后牙周炎症会更加严重，使孕妇在怀孕晚期出现比正常情况更快的阵痛，并且程度增加，因而导致胎儿在未发育完全前就过早出生，不得不使用药物。但此时用药有很多限制，稍有不慎便会影响胎儿的正常发育。因此牙病一定要在孕前治愈后再怀孕。

准妈妈检查时注意事项

1. 体检前 3 ～ 5 天饮食清淡，不要吃猪肝、猪血等含血性的食物。检查前一天晚上 24 ： 00 之后不能进食和饮水。

2. 孕前检查中有妇科 B 超检查，此项检查需要膀胱充盈时做，因此，要在 B 超检查之前憋尿。检查时最好先做抽血检查，最后做 B 超检查，此时可大量补充水分，积攒尿液。

3. 做 X 线检查时，要穿棉布内衣，不要穿带有金属纽扣的衣服、文胸；身上若有项链、手机、钢笔、钥匙等金属物品要摘除。

事实上，孕前检查非常简单，一般只要半天时间就可以完成，任何医院、体检机构、妇幼保健院都可以做，优生检查基本上可以涵盖婚前检查的内容，如体格检查、妇科生殖器检查、慢性疾病检查等。但女性巨细胞病毒感染、男性染色体平衡异位的唾液、染色体等检查项目，则是婚前检查中没有的，若有需求可单独向医生申请。

为了能有一个平安的孕程，能生一个健康的宝宝，我建议年轻的夫妻一定要为自己的家庭把好这道关，不能因为婚前检查过关就不做孕前检查。很多新婚夫妇由于各种原因，婚后并没有马上要小孩。夫妻俩在婚检时一切正常，但到妻子怀孕时往往已间隔一段时间，此时夫妻俩的健康状况已有了变化。临床上，经常会遇到一些孕妇查出问题时已到妊娠晚期，保胎还是引产，往往进退两难，对孕妇及家庭的伤害很大。如能在孕前进行全面检查，有些麻烦完全可以避免。

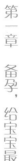

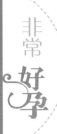

4. 准爸爸孕前该查什么

我曾经有过这样一个病例，一对年轻夫妻多年未怀孕，夫妻俩几乎跑遍了全市的所有医院，检查准妈妈的生殖系统究竟出了什么问题。的确，一开始的检查结果对准妈妈非常不利，诊断得知她患有月经不调、附件炎及阴道炎，甚至单侧卵巢有个很小的囊肿。但经妇科医生的治疗，准妈妈妇科炎症痊愈后仍未有喜讯传来。夫妻俩又开始转战中医，汤药、中成药轮番上阵，如此一年，囊肿消除后仍是没有任何动静。

这时，他们和他们俩所属的家族就不再淡定了，男方家长多多少少有点埋怨女孩的意思，女孩家长总觉得在亲家面前抬不起头，逐渐不再来往。而女孩也变得越来越敏感，她总是神经质地感觉到大家的目光是异样的，说话小声点就是在说她坏话……于是小夫妻俩不再亲密无间，猜忌、埋怨成了家常便饭，到最后变成彼此伤害多过彼此温暖，有一次终于上升为动手。女孩一气之下离家出走，到北京投奔同学，想在北京找一个知名专家治疗，哪怕做试管婴儿她也非要怀上个孩子给丈夫看看。

然而，故事的发展总是具有戏剧性，她在北京咨询了很多大夫后才发现，因为一开始的检查结果对她不利，所有人理所当然地认为她是有问题的一方，而他们恰恰忽略了对丈夫生殖系统的检查。于是，在她的强烈要求下丈夫不情愿地到医院做了检查，最终结果显示，她的丈夫是死精症患者。

故事说到这里，结局可想而知，夫妻俩和平离婚，谁也没有挽留谁，当年，她才 26 岁。

准爸爸的孕前检查，很多时候会被忽视，而更多时候则流于形式，因此来自准爸爸的安全隐患往往会造成后患。那么准爸爸们的孕前检查到底要查些什么？

准爸爸的孕前常规检查项目一般包括：血常规、血脂 2 项、尿常规、空腹血糖、幽门螺旋杆菌抗体、肝功 2 项、丙肝抗体、肾功 3 项、肿瘤 2 项、激素 4 项、内科、男外科、眼科检查裂隙灯、眼底、心电图、腹部彩超、盆腔彩超、艾滋病检测、梅毒血清检测等。

准爸爸的重要检查项目

1. 遗传病史：了解清楚男性的家族是否有畸形儿的生育史、染色体是否正常、之前服用过哪些药物等，这直接关系着未来宝宝的健康成长。像我之前一再强调的一样，对医生详细地说明家族的遗传病史是至关重要的第一步，在医生的建议下，再进行除了常规项目之外的其他检查，如染色体核型分析。

2. 抽血检查：这项检查是要对准爸爸进行血常规 18 项检查，看准爸爸是否患有病毒感染、白血病、急性感染、糖尿病、组织坏死、高血脂、败血症、营养不良、贫血、ABO 溶血等疾病，这对实现优生优育都有着极其重要的意义。

3. 肝功能：谷丙转氨酶（ALT）可初步了解肝功能是否受损，是否有闭塞性黄疸、急（慢）性肝炎、肝癌等肝脏疾病的初期症状。乙肝表面抗原（HbsAg）了解准爸爸是否感染乙肝病毒。

4. 肾功能：通过尿素氮（BUN）、肌酐（CR）可了解准爸爸的肾脏是否有受损，是否有急慢性肾炎、尿毒症等疾病。

5. 精液分析（或常规）：主要检查准爸爸的精子是否健康、精子成活率如何、是否能达到怀孕的要求，这是实现怀孕的先决条件。很多男士对于这项检查有很大的抵触心理，一方面觉得难为情，另一方面往往是因为麻烦和不知所措。诚然，在医院通过手淫取精液是一件很多人都觉得很尴尬的事情，因为取精液与取白带比起来的确是多了不少困难与心理障碍，也正因如此，我们每年一次的体检并不会检查精液，而关系到妻子是否能顺利怀孕、孕育的宝宝能否健康这样的大事，准爸爸们无论如何害羞与不习惯，都应努力克服。

6. 泌尿生殖系统检查：男性泌尿生殖系统的毛病对下一代的健康影响极大，因此对这个隐私部位的检查必不可少。如果觉得自己的睾丸发育可能有问题，一定要先问一下父母，自己小时候是否患过腮腺炎，是否有过隐睾、睾丸外伤和手术、睾丸疼痛肿胀、鞘膜积液、斜疝、尿道流脓等情况，将这些信息提供给医生，并仔细咨询。

7. 感染性病毒检验：其中包括支原体、衣原体、淋球菌、梅毒血清及艾滋病病毒检验，了解准爸爸有无梅毒螺旋体及艾滋病病毒感染等传染性疾病。

准爸爸检查时的注意事项

1. 准爸爸在孕前检查之前，要注意保证规律的生活方式，要避免熬夜，要劳逸结合，适当进行体育锻炼，饮食要注意营养全面、均衡，多吃富含优质蛋白质的食物，尽量避免吃高脂、高糖、高蛋白的食物。

2. 检查前3天不要抽烟喝酒，不要吃油腻、糖分高的食物。当然，这也是准爸爸在整个备孕过程中很重要的一个原则，后面我会详细谈到。准爸爸要在计划怀孕之前的3个月甚至半年之内戒烟戒酒，因为吸烟会引发性功能障碍，降低生育能力，影响到受孕的成功率，影响受精卵及胚胎的质量；长期的大量饮酒，会导致男性的精子数量减少，活力降低，精子畸形，影响受孕和胚胎发育。

3. 孕前检查前3～5天不能有性生活，禁欲时间太短或太长都有可能影响精子的品质。

4. 体检前一天应洗澡，保证身体的清洁度。

5. 抽血要空腹，因此检查前一天晚饭后不要再吃东西，保证在抽血前空腹8小时以上。

事实上，孕前检查是一次全面体检，胜于我们一生中大多数体检。通过孕前检查可以发现暂时不能孕育下一代的疾病，如传染性肝炎、结核病、性传播疾病、精神病等，必须经过治疗，待病情稳定后再在医生的指导下怀孕。

目前人类的遗传病有数千种，大部分还没有根治的办法。通过孕前体检可以及时发现夫妻或双方家族中患遗传病的情况，并根据患者的具体情况进行优生指导。

孕前检查和咨询对胎儿健康成长具有很重要的意义。孕前检查除可以发现一些明显的遗传病外，还可以通过检测血液，了解男女双方的血型能否匹配，以减少子代血液病的发生，以确保生一个健康、聪明的孩子。对那些健康状况、精神状态，及那些个人和家族具有不宜生育的先天性疾病、遗传病的夫妻，可以有暂缓生育或做"丁克家庭"的选择。

5. 对待遗传病要谨慎，检查不能马虎

过去认为遗传病都是较罕见的疾病，但随着医学的发展和人民生活水平的提高，一些过去严重威胁人类健康的传染病、营养性疾病得以控制，而遗传病却成为比较突出的问题。

1914 年，英国的一项儿童死因调查表明，非遗传性疾病（如感染、肿瘤等）占 83.5%，而遗传性疾病只占 16.5%，但到 20 世纪 70 年代后期，两类疾病各占 50%。

国内的情况也同样。1951 年北京市儿童的死亡原因中，感染性疾病占

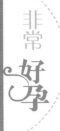

重要地位，但在1974—1976年儿童死因分析中，先天畸形占全部死因的23.4%，居首位，而在这些畸形中，属遗传病的达3～10名。

另一方面，遗传病的病种非常多，随着生物学和医学的发展，近年发现新的遗传病更是层出不穷。包括1958—1982年人类认识的单基因病的病种，至今已有4 000种左右的遗传病被人们所认识。

女儿打算怀孕前在我的极力要求下去做了一次严格的孕前检查，正是这次孕前检查，差点让女儿放弃了生孩子的想法。当天晚上小夫妻垂头丧气地回来了，并开始埋怨我："妈妈，都是你，非让我们去孕前检查，这检查完了孩子还能生吗？让那些大夫一说，这个也遗传那个也遗传，干脆别生得了，省得祸害下一代。"

我耐心地询问，女儿的负面情绪全涌了上来："我有过敏性哮喘，大夫说会遗传，这个要拜我爸爸所赐；我们俩都高度近视眼，大夫说这个遗传概率要50%，这也要拜爸爸遗传；咱家三代内有癌症患者，他家也有，大夫说这个也遗传；妈妈和婆婆都有冠心病，大夫说这个也遗传……一说全遗传，那我还生啥？让孩子生下来生病受苦？妈妈，你和爸爸都是医生，当初明知道会遗传为啥还要生我……"女儿越说越激动。

我等她一股脑全发泄完后，再耐心地告诉她："并不是所有的遗传病都会伴随终身，比如过敏性哮喘，很多孩子青春期会自愈。"

"那我为什么没有自愈？"女儿很是不服气。

"个体情况不同，自然会有区别。比如傅老师（邻居）的女儿不就在青春期自愈了吗？何况你小时候医疗条件差，干预治疗没有跟上，这都有关系。现在条件这么好，不用太担心。而且有很多遗传病现在都可以治疗和预防，比如癌症、冠心病和近视眼就可以预防。"

"那这些遗传病会不会对孩子的生长发育有影响啊？现在一家只能生一个，我不希望我的孩子多么聪明、漂亮，我只求孩子将来能平安健康。"女儿终于冷静了下来。

"好吧，你终于看到了问题的实质，孩子是否聪明、漂亮娘胎里就已经决定了，后天并不能改变太多，很多遗传病反倒可以预防治愈，而孩子的健康和平安却是我们能帮助和改变的。遗传病并不都是可怕的，很多遗传病即使没有遗传也会因为环境、生活习惯等原因而患上，比如糖尿病、冠心病、高血压；很多遗传病有很大概率却不会遗传，比如你们两个都是高度近视眼，遗传概率不才是50%吗？就像大夫告诉你们的，只是有概率会遗传，而不是百分之百。"

女儿在我的解释下终于弄明白了，一场"罢孕"的小风波至此烟消云散。

事实上，像女儿这样的例子有很多。我朋友的女婿有糖尿病，她就劝说女儿千万别要孩子，"基因不好"。我听到后仔细给她讲解了糖尿病的成因及遗传概率，她才有所动摇。

我另一个朋友，他父母都是聋哑人。原因其实很简单，老人出生在新中国成立前，当时的医疗条件非常恶劣，他们都是在婴儿期的一次高烧后才引起的失聪，因为同为残障，则在别人的介绍下结为夫妻。而这种聋哑并不具有遗传性，我朋友及他的兄弟姐妹均健康正常。然而，我朋友的儿子却被祖父母的聋哑问题所困扰着。朋友有次很苦恼地告诉我："余大夫，能不能给我开个什么证明，证明我父母的聋哑不遗传？"

我细问后才知道，朋友的儿子学历、长相、工作都不错，人也踏实勤恳，可惜就是找不到对象。朋友说："我儿子从上大学到现在谈了好多个，但一听说祖父母是聋哑人，女方家就不愿意了，人家不说分手的原因，但我们都知道是怕遗传。其实您也知道，我父母的这个情况不遗传。其实我也就跟您诉诉苦，您就是给我开了证明也没用，人家不信啊！只是苦了孩子了。"

我也只能默默叹息。朋友的忙，我实在是帮不上。他所说的证明任何医院都可以开具，但世俗的眼光并不能用一张证明来遮盖。究其根本则是人们对遗传病还缺乏一个明确的认识，人们医学知识的匮乏使他们很难分清楚什么是遗传病，某种遗传病对下一代的影响到底有多大。因为概率本身并不由我们人类所能决定。

正如曾经疯传的某名人因白癜风加重而无法造人的消息，就是对白癜风的一种误解。白癜风是一种常见多发的色素性皮肤病，临床诊断都是后天性的，该病以局部或泛发性色素脱失，形成白斑为特征。世界各地均有发生，印度发病率最高，我国约有 1 200 万人发病，本病涉及所有种族，男女发病无显著差别。目前该病的病因并不清楚，人们比较倾向于免疫紊乱和家族史因素。虽然该病发病有一定的家族倾向，但并没有必定的联系，因此该病并不在遗传性疾病之列。临床研究也证明，白癜风遗传给下一代的概率不如其他遗传性疾病那么高，因此并不影响人们正常生育。

虽然白癜风不在遗传性皮肤病之列，但鱼鳞病、毛周角化症、掌趾角化症、汗管角化症、白化病、斑驳病等近百种皮肤疾病却都属于遗传性皮肤疾病，且大多数都没有有效的治疗方法，难以根除，只有极个别的皮肤病可以通过饮食和药物治疗加以改善。

事实上，即使是遗传性白化病也可以与正常人生育出正常的孩子，同时通过优生优育及早进行筛选干预很大程度上也可以控制该病的遗传。

遗传病并不可怕，可怕的是不知道相关的知识及应对的方法，我们大可不必提遗传病色变，而应该了解相关知识，在相关医生与专家的指导下进行有计划的优生优育。

曾经有无数个女孩或男孩偷偷问过我，他（她）该不该隐瞒自己家族的遗传病史，不隐瞒怕自己的爱情夭折，即使不夭折也会在对方面前抬不起头来；但隐瞒后果怎么样又很让人担忧。

我都会劝告他们：若两个人真心相爱，这些小挫折也只能算是插曲，何况很多遗传病患者可以在相关专家的指导下生出健康的孩子，可以通过各种筛查降低其中的风险，而一些常见的遗传病，如高血压即使不能筛选，也可以在孩子出生后进行防治。即使对方不能接受最终导致分手也是能理解的事情。

每个人的想法不同，每个家庭的容忍程度不同，而导致了不同的结果。有人向对方坦白后最终劳燕分飞，也有的在婚后受到了歧视，当然也有些夫妻选择了共同承受。

有时，有些人对我的做法持不同意见，常言道："宁拆十座庙，不拆一桩婚。"有些前来就诊的年轻人都已经谈婚论嫁或已经结婚了，因为一点遗传病而被拆散令人非常不忍。我到现在都不知道，让他们做出怎样的选择才不会痛苦，因为有选择就会有痛苦，但至少任何一种痛苦都没有看着孩子痛苦一生来得更痛。

6. 哪些常见疾病有可能遗传

现代医学研究证明，除外伤外，几乎所有的疾病都和基因有关系。像血液分不同血型一样，人体中的正常基因也分为不同的基因型，即基因多态型。不同的基因型对环境因素的敏感性不同，敏感基因型在环境因素的作用下可引起疾病。另外，异常基因可以直接引起疾病，这种情况下发生的疾病为遗传病。

提到遗传病，这是一个很大的医学课题，我或许再写一本书才能写清楚。据美国一位很有名望的遗传病学专家 Mckusick 教授的收集统计，目前已经知道的遗传性疾病有四千多种，分为单基因遗传病、多基因遗传病、染色体三类。

单基因遗传病是指受一对等位基因控制的遗传病，有 6 600 多种，并且每年在以 10～50 种的速度递增，单基因遗传病已经对人类健康构成了较大的威胁。较常见的有红绿色盲、血友病、白化病等。

多基因遗传病是遗传信息通过两对以上致病基因的累积效应所致的遗传病，其遗传效应较多地受环境因素的影响。与单基因遗传病相比，多基因遗传病不是只由遗传因素决定，而是由遗传因素与环境因素共同起作用。

染色体异常遗传病（简称"染色体病"），指染色体的数目异常和形态结构畸变，可以发于每一条染色体上。染色体异常遗传病在自发性流产、死胎、早夭中占50%以上，新生儿中发病率约占1%，是性发育异常及男女不孕症、不育症的重要原因，也是先天性心脏病、智能发育不全等的重要原因之一。综合许多国家的资料，大约有15%的妊娠发生流产，而其中一半为染色体异常所致，即约为5%～8%的胚胎有染色体异常。不过在出生前，90%以上已自然流产或死产。流产愈早，有染色体异常的频率愈高。

常规意义上所称的遗传病是指完全或部分由遗传因素决定的疾病，常为先天性的，也可后天发病。如先天愚型、多指（趾）、先天性聋哑、血友病等，这些遗传病完全由遗传因素决定发病，并且出生一定时间后才发病，有时要经过几年、十几年甚至几十年后才能出现明显症状。

我们最常听说的遗传病有：白化病（常染色体隐性遗传）、血友病（X染色体隐性遗传）、抗维生素D佝偻病（X染色体显性遗传）、苯丙酮尿症（常染色体隐性遗传）、先天性聋哑（常染色体隐性遗传）、进行性肌营养不良（X染色体隐性遗传）、色盲症（X染色体隐性遗传）、外耳道多毛症（Y染色体隐性遗传）、地中海贫血（常染色体隐性遗传病）、先天性神经管畸形（多基因遗传病）、先天愚型（遗传物质染色体变异）、软骨发育不全（常染色体显性遗传）及假性肌肥大营养不良、先天性肾上腺增生症、黏多糖贮积症等。

这些遗传病正常情况下离我们很远，但一些耳熟能详的常见病很多人却不知道有一定概率会遗传。据有关数据估计，每100个新生儿中有3～10个患有各种程度不同的遗传病。

下面我简单说说常见的遗传病及防治原则。

高血压

提到常见遗传病，高血压应算是遗传概率较高的一种疾病。当代很多学者认为，高血压属于多基因遗传性疾病。有数据显示，父母均患有高血压者，其子女今后患高血压概率高达45%；父母一方患高压病者，子女患高血压的概率是28%；而双亲血压正常者其子女患高血压的概率仅为3%。可见高血压这种最常见的疾病遗传概率也是相当高的。

而对于有高血压遗传风险的人即使无任何症状也应坚持每年至少1次监测血压，并限盐补钾，逐步把每日摄入食盐的量控制到5克，同时多吃富含钾的水果、蔬菜（如香蕉、核桃仁、莲子、香菜、苋菜、菠菜等），同时也应防止肥胖并拒绝烟酒。

糖尿病

糖尿病与高血压一样，是一种具有高概率遗传风险的常见病，也通常会被人们所忽视其很高的遗传风险。糖尿病具有明显遗传易感性（尤其是临床上最常见的2型糖尿病）。研究发现，有糖尿病阳性家族史的人群，其糖尿病患病率显著高于家族史阴性人群。而父母都有糖尿病者，其子女患糖尿病的机会是普通人的15～20倍。

孩子患糖尿病的概率，取决于父母所患糖尿病的类型。如果父母双方都患有1型糖尿病，遗传概率将提高到1/4。2型糖尿病是一种与体重有关联的糖尿病，具有更高的遗传性。如果父母中有一方患有2型糖尿病，遗传概率为1/7～1/3；但如果父母双方都有2型糖尿病，遗传概率就提高到1/2。

事实上，对于糖尿病的防治其实与高血压大同小异，诱发糖尿病的外因有热量摄取过多、活动量少、肥胖、吸烟以及心理压力过大等。这些是有糖尿病遗传风险人群的雷区，应多加避免，做到粮食、肉、蛋、奶、蔬菜、水果的合理搭配，注意摄入量与消耗量平衡，随时监测体重，将体重控制在合理的范围内。

血脂异常

作为现代人富贵病之一的高脂血症虽然遗传风险略低于高血压与糖尿病，但它反倒是常常会被人们忽视掉的遗传性疾病之一。血脂代谢异常有许多原因，其中之一就是遗传因素。有研究表明，有相当部分血脂异常患者存在一个或多个遗传基因缺陷。而由遗传基因缺陷所致血脂异常多具有家族聚集性，有明显遗传倾向，临床上通称为家族性血脂异常。

对于血脂代谢异常的防治只有六个字："迈开腿，管住嘴"。与糖尿病一样，控制体重与合理饮食是防治此病最关键的所在，但食物种类应尽量丰富，选用低脂食物（植物油、酸牛奶），增加维生素、纤维素（水果、蔬菜、面包和谷类食物），并加强运动。

乳腺癌

与血脂代谢异常一样，容易被忽视其遗传性的乳腺癌有明显的家族遗传倾向。流行病学调查发现，5%～10%的乳腺癌是家族性的。如有一位近亲患乳腺癌，则后代患病的危险性增加1.5～3倍；如有两位近亲患乳腺癌，则后代患病率将增加7倍。发病的年龄越轻，亲属中患乳腺癌的危险越大。我在临床上就曾见过这样一个病例：母女4人中，3人已陆续查出乳腺癌并进行手术，唯一幸免的小女儿也已查出患有严重的乳腺增生。

而乳腺癌家族史者最重要的防治原则是要特别注意自查，"早发现，早治疗"。乳房包块是乳腺癌最常见的体征，这种包块与乳腺增生包块不同，常为单个，形态不规则，质地较硬，活动度不好，大多无疼痛，与月经周期无明显关系。此外，如发现有乳头湿疹、溢液、皱缩，也应引起重视，及时就医。

胃癌

胃癌患者有明显的家族聚集性。调查发现，胃癌患者的一级亲属（即父母和兄弟姐妹）得胃癌的危险性比一般人群平均高出3倍。比较著名的如拿破仑家族，他的祖父、父亲以及3个妹妹都因胃癌去世，整个家族包括他本人在内共有 7 人患了胃癌。

患胃癌的危险因素包括缺乏体育锻炼、精神压抑、吸烟、喜食烟熏食品、喜食重盐饮食、过量摄入肉类、幽门螺杆菌感染、胃溃疡等。而喜食菌类、新鲜水果是对胃部很好的保护因素。值得注意的是，胃癌的家族聚集现象可能与共同感染幽门螺杆菌有关，有胃癌家族史者应去医院监测有无该细菌感染，有则及时治疗。

大肠癌

家族遗传导致的大肠癌占大肠癌发病总人数的 10% ~ 15%。亲属中有大肠癌患者的人，患此病的危险性比普通人高 3 ~ 4 倍，如果家族中有两名或以上的近亲（父母或兄弟姐妹）患大肠癌，则为大肠癌的高危人群。

有大肠癌家族史者应多吃新鲜食物，少吃腌、熏食物，不吃发霉食物，少饮含酒精饮料，戒烟。如出现大便次数增多或腹泻与便秘交替出现，大便带脓血或黏液便，大便变细、变形，排便费力，时有排便感却无大便的症状时应及时就医。

肺癌

国外研究机构对超过 10.2 万名日本中老年人展开了长达 13 年的追踪调查，他们中共出现了 791 例肺癌。研究者将直系亲属有肺癌患者和没有肺癌患者的两组人进行对比，结果发现前者患病概率是后者的两倍。肺癌的遗传性在女性身上表现得尤为明显。

而在近亲中有肺癌患者的人群一定要远离烟草和被动吸烟，如果出现刺激性咳嗽、痰血等症状，应及时就医，若能早期发现并规范治疗，肺癌的治愈率可以达到 70%。

哮喘

目前多数学者认为，哮喘发病的遗传因素大于环境因素，其遗传概率相当高。如果父母都有哮喘，其子女患哮喘的概率可高达 60%；如果父母中有一人患有哮喘，子女患哮喘的可能性为 20%；如果父母都没有哮喘，子女患哮喘的可能性只有 6% 左右。此外，如果家庭成员及其亲属患有过敏性疾病如过敏性鼻炎、皮肤过敏或食物、药物过敏等，也会增加后代患哮喘的可能性。

成人哮喘多在儿童期发病，儿童期早治疗是减少成人期发病率的关键。有哮喘家族史者应避免各种引发哮喘的环境因素，如吸入各种过敏物质（过敏源）、呼吸道病毒和细菌感染、吸烟和空气污染等，这些因素在哮喘发病和加剧中起触发和推波助澜的作用。因此平时要做好生活和工作环境的清洁卫生，戒烟并积极预防和及时治疗呼吸道感染。

抑郁症

在国内，抑郁症容易被忽视，而其所具有的遗传性则更鲜为人知。许多研究都发现抑郁症的发生与遗传因素有较密切的关系，抑郁症患者的亲属中患抑郁症的概率远高于一般人，约为 10 ～ 30 倍，而且血缘关系越近，患病概率越高。据国外报道，抑郁症患者亲属中患抑郁症的概率为：一级亲属（父母、同胞、子女）为 14%，二级亲属（伯、叔、姑、姨、舅、祖父母或孙子女、甥侄）为 4.8%，三级亲属（堂、表兄妹）为 3.6%。

抑郁症的防治应以早期发现、早期诊断、早期治疗为主。如果经常出现闷闷不乐、体重显著增加或减少、失眠或睡眠过多、坐立不安、注意力不集中、有轻生念头等现象，要及时去医院检查治疗。

阿尔茨海默病（俗称老年痴呆）

阿尔茨海默病是一种很常见的疾病。有研究者曾表示，接受过正规教育的人其发病年龄比未受过教育者推迟 7 ～ 10 年，长期情绪抑郁、离群独居、文化水平和语言水平低、丧偶且不再婚、不参加社交活动、缺乏体力和脑力活动等也易致阿尔茨海默病。科学家在长期研究后发现，阿尔茨海默病是一种多基因遗传病。研究发现，父母或兄弟中有阿尔茨海默病患者，患阿尔茨海默病的可能性要比无家族史者高出 4 倍。

而对于有阿尔茨海默病家族遗传史的人群，应在 50 岁以后多检查，早发现早治疗。

皮肤癌（黑色素瘤）

皮肤癌（黑色素瘤）是一种不常见却非常致命的疾病。如果父母中有一方患有黑色素瘤，孩子的患病概率是 2%～3%；如果父母双方都患有黑色素瘤，那么概率就会提高到 5%～8%；如果父母或者某个亲戚在 50 岁之前就被确诊患有黑色素瘤，那么孩子得病的概率将会更高。

80% 导致癌症的皮肤损伤是发生在 18 岁以前的，因此，对于有遗传风险的人群，应尽量避免在太阳下直晒。

近视

如果父母都是从年龄很小的时候就开始近视，那么孩子出现近视的概率与常人相比要高出 6 倍还多。如果爸爸或者妈妈在比较小的时候就是弱视，那么孩子将来也是弱视的概率是常人的 2 倍。

对于大多数孩子来说，视力由儿科医生进行诊断就可以了，但对有眼科疾病家族史的孩子来说，必须要由眼科医生做检查。如果孩子是弱视，3 岁以前就开始治疗效果最显著，所以尽早做出诊断尤为重要。

其他疾病

肥胖：肥胖者的体重遗传因素占 25%～40%。如果父母中有一方是肥胖症，孩子超重的可能性是 40%；如果父母双方都是肥胖症，那么可能性就会提高到 70%。

骨质疏松：女人的骨质情况和她母亲的非常相似，有遗传风险的女性应注意提高钙和维生素 D 的摄取。

中耳炎：如果父母长期耳朵发炎，遗传给孩子的可能性为 60%～70%。因为父母很有可能遗传给孩子脸型或者耳咽管的结构。

勃起功能障碍：造成勃起功能障碍的两大因素为心理因素及心脏病、

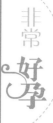
糖尿病和高血压等因素，而这两大因素均与遗传息息相关。

在这些遗传病中，高血压、糖尿病、血脂异常、乳腺癌、胃癌、大肠癌、肺癌、哮喘、抑郁症、阿尔茨海默病10种遗传病发病率加起来约为30%，而且还有逐年增加的趋势。因此，不能忽视遗传病，而这其中的关键则是做好充足的备孕及产检，预防遗传病患儿的降生。因为现代医学还不能改变已出生的人的基因，所以只要致病基因还在，就无法治愈，但是某些病可以通过用药来缓解病情。

小结：帮助孩子预防疾病是我们最应该做的

要想生一个聪明、健康的孩子，怀孕之前有很多事情要做，这就是备孕。然而"备孕"两个写起来简单，里面的学问却不简单，孕前检查也只是整个备孕过程中的第一步。新婚夫妇如不采取避孕措施，约有80%以上的女性在婚后一年内受孕，这样无准备地孕育生命具有一定的风险。

要想生一个健康的宝宝，在可能的条件下，应该选择血型匹配、性格协调、知识相当、年龄合适的配偶。为了减少遗传病的发生，应特别注意避免与直系血亲或三代以内的旁系血亲生育，这样生下的婴儿患先天性遗传性疾病的危险很大。

而在备孕前，双方应该有一个互相了解健康状况的机会，了解彼此患过什么病、有无遗传病史等，避免遗传病传给后代。若有遗传风险，应求助专业医生，医生对遗传病者及其家属提出的有关遗传问题进行解答和指导。医生还应根据患者提供的情况及检查结果进行科学分析，对病因、遗传方式、治疗与预防等给予解答，并对其后代患病的可能性作出判断和忠告。因此，凡是家族中有遗传病史者，出生过畸形儿的夫妇及35岁以后怀孕者，都应该接受遗传咨询，防止出生不良后代。

现在，开始我们愉快的"备孕之旅"吧。

第二章

妈妈做好这些，为宝贝奉献一颗最好的卵子

　　有人这样比喻孕育的过程：女人提供土壤，男人提供种子。实际上我并不这样认为。说女人是土壤这并没有错，但种子的质量好坏却是由男女共同所决定的。

　　那么准妈妈们应该如何做，才能为未来的宝贝提供一颗最好的卵子，继而为宝贝提供一个优良的"土壤"呢？

　　本章，我来详细说说这些问题。

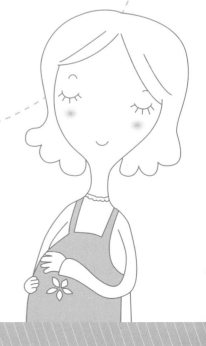

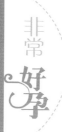

1. 妈妈要给孕育提供一块最好的土壤

记得我与一位从事有机蔬菜营销业务的女士探讨过这个问题。她说的一段话很有意思："为什么现在很多女孩子总是怀不上孩子或者好不容易怀上了，却又经常遭受意外流产的打击，甚至有的都怀了四五个月了仍然莫名其妙就死胎或流产，这对女性心理和生理的伤害都非常大。"

她觉得有些无奈："大家总是想不明白，总是认为自己在孕期对宝宝的呵护不够，殊不知，这种悲剧早在怀孕前就已经决定了，父亲和母亲共同努力才能提供一颗优良的受精卵，这就像农业上的种子；然后才是母亲健康的"土壤"。所以，孩子能否健康平安地降临人世，母亲的身体状况尤为重要，她不仅担任着提供优良土壤的重任，更是担负着种子是否健康的伟大使命。"

她接着跟我打了个比方："为什么我们在农业上会对培养种子那么在意，农民在种植的过程中同样可以收获种子，却还要去购买种子？道理很简单，精心培育的种子比自然生长的种子更加优良。人也是一样的，我们不是为了繁衍而生育，而是为了一个健康优秀的下一代，那么对种子的培养必不可少。"

实际上，人与植物还是有很大的差别的，准爸爸一次排出的精子高达数千万，正常情况下，这样大数量的精子里只能有一个精子能与卵子结合，这竞争的惨烈程度可想而知。绝大部分准妈妈每月只能排一枚卵子，也就是说，无论你的精子如何优良，都只有一颗卵子等在那里，或健康，或不健康。

因此，一次平安的"好孕"，一个健康的宝宝，是优质卵子与优质精子的结合，更是爱情的结晶，生一个健康宝宝，卵子的质量非常重要，健康的卵子意味着准妈妈具有结实的卵巢和子宫，能给孩子提供一流的"土壤"。

卵子是人体最大的细胞，也是女性独有的细胞，是产生新生命的母细胞，由女性性腺——卵巢产生。

卵巢的主要功能除分泌女性必需的性激素外，就是产生卵子。女孩在胚胎时期约 3～6 孕周时已形成卵巢的雏形。出生前，卵巢中已有数百万个卵母细胞形成，经过儿童期、青春期，到成年也就只剩 10 万多个卵母细胞了。卵母细胞包裹在原始卵泡中，在性激素的影响下，每月只有一个原始卵泡成熟，成熟的卵子再从卵巢排出到腹腔。一般来讲，女性一生成熟的卵子约为 400～500 个，其余的卵母细胞便自生自灭了。

卵子是女性的生殖细胞，每个月由一侧的卵巢产生一个卵子。卵子必须成熟以后才能从卵巢中排出。卵子在一个充满液体的囊泡中成熟，用水母的形象来形容卵子非常贴切。卵子在准妈妈体内一般的存活时间为 12～24 小时，也有报道称卵子可以存活 48 小时，这应该是比较"强壮"的卵子。成熟的卵子直径可达 1 毫米，卵子作为人体中最大的细胞，承担着人类繁衍生命的任务。正常成熟的卵泡大小为 1.8～2.5 厘米。成熟的卵子才能正常的排出。

在这 48 小时内，卵子等待着与精子相遇、结合。若卵子排出后由于多种原因不能与精子相遇形成受精卵，便在 48～72 小时后自然死亡。失去这次受精的机会，然后等到 1 个月后另一个卵子成熟并被排出，重复同样的过程。左右两个卵巢通常是轮流排卵，少数情况下能同时排出两个或两个以上的卵子。如果分别与精子相结合，就出现了双卵双胞胎和多卵多胞胎。在引起女性不孕的原因中，卵巢因素引起的不孕约占不孕症的

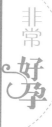

15%～25%，卵巢不排卵即是其中重要的原因之一。

所以，一个卵子从产生到最后或孕育新生命或消亡要经历数年的蛰伏，这数年间一直与母体共存，而母体的身体健康状况、饮食习惯、环境等，都会对其产生不可忽视的影响。而准妈妈的卵子质量不仅决定她是否具有生育能力，也决定了受精卵是否能存活并降生一个健康的宝宝。所以，在繁衍生息方面，自然界的母体是一个非常重要的存在，她不仅关系到个体的孕育，更是关乎一个种族的繁衍生息。

2. 拥有好卵子，你要注意十大必要条件

我在临床经常会被这样问："余大夫，您老说让我们争取拥有一颗健康的卵子，但我怎么知道卵子的存在？如何知道它是否健康？"

事实上，一般健康的女性，并不用太过担忧卵子的问题，只要做好如下几点，基本就能保证拥有一颗健康的卵子。当然，临床上经常会出现育龄女性的卵子、卵巢有这样或那样的问题，而这个女性本身的身体却非常好，这类问题，我会在后章中一一与大家分享。这里，我先说说一个健康正常的女性，如何保证拥有一颗健康的卵子，而这些要点，无论是健康女性或患有生育障碍疾病的女性也必须要遵循的原则，这是保证拥有一颗健康卵子的最根本的先决条件。

门诊上，曾经见过一个 40 岁的成功女性，年轻时为了事业奋斗拼搏，错过了最佳怀孕时机，当她终于决定要孩子时，就遇到各种问题，一度难以怀孕，经过各方治疗，最后仍不得不做了试管婴儿，结果依然是不到 3 个月就停孕了。我最后一次见到这位身心疲惫的女性时她已经 43 岁，生一个自己的孩子已成为奢望。这位女性一再对我哭诉："余大夫，我现在最后悔的是当初没有听您的话早点要孩子。"

所有悔恨的泪水都换不来岁月的倒流，有很多女性与这位女性一样，都在为曾经的年少无知而悔恨终生。人这种生物作为自然界的一员，必须顺应自然界的客观规律，"开花""结果"都有其恰当的时刻。

对于男性来说，精子每 30 天就会更新一次，而对女人，从一出生开始，卵子就与女人随身相伴，生活方式、环境、年龄都会影响卵子的质量。从女人的生理规律来说，生育能力最强在 25 岁，30 岁后缓慢下降，35 岁以后迅速下降。

因此，女性最佳生育年龄是 23 ～ 30 岁，但女性生育能力比男性更容易受年龄影响。有一项体外受精实验：40 岁以上女性卵子与年轻男子精子为第一组，30 岁以下女性和 50 岁以上男子精子为第二组，结果第二组的成功率明显比第一组高。这说明年龄对卵子质量（受孕能力）有重要影响。

而另一方面，大龄女性即使受孕成功，也比年轻女性具有较多风险。例如：早产儿或足月新生儿的体重低于同孕周龄的正常儿，不明原因的死胎也增多，先天性畸形率也相对增加。同时，女性到了中年，其坐骨、耻骨、髂骨和骶骨相互结合部基本已经骨化，形成了一个固定的盆腔，所以高龄产妇最容易发生产程延长或难产。当胎儿产出时容易导致生产困难，致使产妇本人发生各类并发症的危险性大为增加；同时也极容易致胎儿滞留宫内，引起胎儿窘迫症。这种窘迫症对胎儿的威胁，轻者导致胎儿心脑缺血缺氧，重者可导致不可逆性脑损伤或窒息致命。

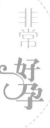

高龄初产妇主要并发症为妊娠高血压症，容易影响母胎健康和生命的安危，若再夹杂其他疾病，可导致胎盘功能过早退化，对胎儿更为不利。

保持身体健康——卵子少变异，怀孕更容易

女性的身体越健康，卵子发生染色体变异的概率越低，不仅能更容易怀孕，怀孕后的流产率也会降低。身体越差，卵子发生染色体变异的概率则越高，质量越差，导致不孕、流产的概率越大。因此保证身体健康很有必要，一旦发生疾病则需尽快接受治疗。

健康的性生活——提高卵子活力，方便精子的进入

拒绝经期性生活。经期生殖道黏膜处于损伤状态，如果有性生活，就会为精子及其抗原进入血液，精子与免疫细胞接触大开方便之门，容易产生 AsAb 抗体。一旦产生了这种抗体，就会让射入体内的精子凝集，失去活动力，也就无法成功受孕。在原因不明的女性不孕者中，约有 80% 的人在血清检查中发现了 AsAb 抗体。另一方面，经期性生活可引发盆腔感染、子宫内膜异位等，减低卵子活力。

另外，调查发现，保持规律性生活的女人的身体年龄比无性生活的女人年轻 2.5 岁。除了更热爱生活，规律的高潮体验能增加阴道和子宫颈的分泌物，这些分泌物可以充当精子的"护驾使者"和"开路先锋"，减弱阴道内的酸性环境，使精子容易存活。而且性兴奋时，宫颈口也会为精子打开方便之门，利于精子进入而使受孕成为可能。

维持健康体重——太重和太轻都不容易受孕

有运动习惯的女人少有超重，而体重也与女人的孕力有关。专家发现了两个极端——太重或者太轻的人都不容易怀孕。原因是太轻会造成下丘脑垂体分泌促滤泡素及促黄体素不足，使卵巢减少卵子的生产，渐渐引发慢性不排卵及不孕症。而体重过重则会造成体内雄性素增加，导致多囊性卵巢症及多毛症，进一步导致慢性不排卵及不孕症。

合理的饮食结构和生活方式——提高排卵能力

　　有德国的生育专家做过一项试验：将参加试验的女性分成两组，其中一组除了吃少量奶酪和牛奶外，其他食物全部是素食；而另外一组则正常进食。在为期6周的减肥计划结束后，研究者发现，两组试验者的体重都下降了同等幅度，并且在运动量相同的的条件下，吃全素的减肥女性中有78%的人出现了停止排卵的生理现象，而且几乎全组人的月经周期都比正常时间短。但是在正常饮食的一组中，67%的女性排卵正常，月经周期也没有明显变化。

　　另一方面，应尽量戒烟、戒酒，避免暴饮暴食、营养失调。香烟的毒性可以直接作用于卵子，使你提早进入绝经期，长期吸烟更会伤害身体的整个内分泌系统，影响卵巢的功能。喝酒、失眠、饮食无规律会给女性生殖健康带来严重的负面影响，导致卵子质量和受孕能力双双下降。

补充食物维生素 E——保养卵巢这一怀孕的根本

　　保养卵巢一个很好的方式是增加食用油的摄入。因为各种食用油都含有大量的维生素E，维生素E又叫生育酚，动物实验发现，适当补充维生素E可以推迟性腺萎缩的进程，起到抗衰老的作用。维生素E的每日摄入量为150～300毫克。

少穿紧身衣——减少卵巢子宫疾病

　　英国科学家最新的研究报告指出，紧身衣在子宫及输卵管的四周围产生极大压力，当除去紧身衣时，对输卵管的压力会减弱，但对比较厚的子宫却会保持一段时间的压力。压力差使得子宫内膜细胞离开子宫进入卵巢，形成子宫内膜异位症。根据云南一家重点医院统计，目前约有10%～15%的育龄女性罹患子宫内膜异位症，而穿着宽松纱丽的印度女性患子宫内膜异位症的就较少。

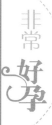

规律运动——保持输卵管畅通

运动是一门细水长流的功课，长期久坐会导致血行性栓塞，使输卵管不通。建议有孕育计划的女性应保持每天30分钟左右的运动时间。或者在工作中至少每40分钟站起来舒展一下身体。例如下班后的散步、游泳、瑜伽等都能有效改善因久坐造成的身体循环障碍。

适当的体育锻炼可以帮助女性提高身体素质，确保卵子的质量。因此，对于任何一个计划怀孕的女性而言，应该进行一段时期有规律的运动后再怀孕。例如，在计划怀孕前的3个月，进行适宜与合理的运动或相关的体育锻炼，如慢跑、柔软体操、游泳、太极拳等，以提高身体素质，为怀孕打下坚实的基础。

少穿高跟鞋——平底鞋能促孕

专家提醒，长时间穿着过高的高跟鞋会让身体倾斜，骨盆也随之倾斜。时间一长，不但会让骨盆腔位移，还容易引起子宫位前倾，增加不孕发生的概率。所以，还是多备几双舒适的平底鞋吧。

好好避孕——减轻子宫、卵巢的受孕压力

频繁意外怀孕后的反复流产是对孕力最大的透支。首先，钳刮子宫内膜，使子宫壁变薄，内膜越来越少，甚至因为刮宫过重，累及部分子宫膜的基底层，使受精卵很难着床。其次，堕胎术后易感染，易引起妇科炎症，进而影响精子的活动力和生存时间，一样降低孕力。人工流产后，妊娠突然中断，体内激素水平骤然下降，从而影响卵子的生存环境，影响卵子的质量和活力。

减少阴道冲洗——减少宫外孕和妇科炎症

阴道冲洗不能太频繁进行，需要时可在医生的指导下使用。因为频繁的冲洗会破坏阴道内环境平衡。调查发现，常用冲洗器具冲洗者，发生宫外孕的危险性是从来不做阴道冲洗者的3～4倍。另外，阴道冲洗还有可

能会成为输卵管炎、盆腔炎的诱因。所以，患妇科炎症请及时就诊。

调整情绪——保持卵巢排卵功能

压力持续存在或经常发生时，体内会大量产生一种叫作可的松的"焦虑激素"，加重人的紧张感。单一品种激素分泌过多打破了原有的激素平衡，导致内分泌紊乱，影响卵巢排卵能力。因此适量减压、舒缓紧张情绪可有效保证你的"好孕"。

健康的身体是怀孕的必备资本，想要更容易怀孕，就要从健康的生活方式开始，规律运动，均衡饮食，适当补充维生素。当然，改善日常生活环境也很有必要，汽车尾气、工业排放、电脑辐射等物质皆会导致女性卵子发生染色体变异，影响生育。

3. 提高卵子质量，可以有些"秘诀"

说到这个话题，我想起了一个很有意思的女孩子。她博士毕业后一直在做学术研究，是一个严谨而优雅的女性。当然，她也很认真地对待怀孕生孩子的问题，很早就来门诊咨询我应该怎么做，我一步步指导她做好了一切孕前检查，最后告诉她："你们俩的身体暂时没有太大问题，但要想有一次健康平安的孕程，还需要你提供一颗健康的卵子，他……"

我话还没有说完，她马上很认真地拿出笔和纸来，认真地说："抱歉打断您一下，请问什么样的卵子才算健康？怎么提高卵子质量？"

我很耐心地告诉她拥有一颗好卵子的必备条件。她反应非常快，马上问："那应该有什么秘诀能提高卵子质量吧？"

我笑着告诉她："人本身就是一个复杂的化合体，生命的延续看起来很简单，但却是一个复杂的过程，所以这并不会像你们做研究实验一样，加点酚酞会怎么样，加点催化剂会怎么样。所有外界的影响都对卵子有影响，但都是相对的，并没有必然结果。比如，并不是说，你怎么做了，卵子质量就一定会提升，或者你怎么样干预了就一定100%出现你要的结果。这只是一个人工干预，并希望它向着我们努力的方向走去而已。"

但这个女孩仍认为，会有某种药物或者方式，是那种她想要的秘诀。直到她离开，仍一直在怀疑我有隐瞒，有某种好的方法不愿与她分享。后来，女孩找了好几个熟人，不断向我讨要提高卵子质量的秘方，弄得我啼笑皆非。

优质卵子与优质精子的结合是爱情的结晶。每一对父母都希望自己给孩子的是最好的，这也无可厚非，所以这位女孩想要一颗绝对高质量卵子的迫切心情我很理解，但我实在是无能为力。

不过，这并不代表提高卵子的质量不可能，恰恰相反，是很有可能的，如果非要说我有什么秘诀，或许就是以下这些小经验吧。在临床中，我经常指导身体不太好或生活不规律的育龄女性尽量去呵护自己，在一些小事情上改进，从而达到提高卵子质量的效果。下面，就让我来与大家分享一下我的这些小经验吧。

平时多补铁，卵子更健康

我曾经告诉一位年轻女性，来月经的时候多补充铁元素，多吃一些富含铁离子的食物会更好一些。她当时的第一反应就是："我没有经前期综合征啊？难道我也贫血吗？"

我告诉她："女性每次月经的流血时间约为3～5天左右，月经失血总量约为50～80毫升，这也就是女性比男性容易贫血的主要原因。现在没有贫血，但并不代表未来不会，呵护好自己，对将来的孕、产、哺乳期都很有帮助。"

　　事实上有很多人都有这样的误区，认为等缺铁的时候再补还来得及，但事实恰恰并非如此。红细胞是血液的重要组成部分，是输送氧气的重要工具。这种主要功能是红细胞中的血红蛋白来完成的，而铁是组成血红蛋白的重要元素，所以月经出血的损失，必须从饮食营养中得到足够的铁来补充。女性在月经期，每日需铁量为 18 毫克，至于那些月经过多和月经紊乱的人，每天需求量就更多一些。如果，平时我们不重视补充铁，就会引起女性（尤其是少女）缺铁性贫血。而且，这种患者常常在治愈后会反复发作。

　　我们可以在平时的膳食中多注意补充铁，比如多吃动物肝、心、肾和瘦肉、蛋黄、豆制品等含铁较多的食物，还可以适当服用一些补铁的药物，如果已经出现了贫血，血色素小于 11g/d1 时，并经诊治明确了是由于慢性失血而造成的缺铁性贫血，还可以服用补铁、补血的西药。

　　当然，这里要注意的是，有很多缺铁性贫血的患者，并不是因为平时摄取的铁元素不够，而是因为机体对铁的吸收不好，这时，则需要去咨询相关专科医生，在指导下辅助治疗。

　　我记得女儿青春期时，月经量很大，时间也很长，我除了在膳食上补充外，也购置了一套纯铁的锅铲进行烹饪，间接达到补充铁的效果。

　　所以，对于备孕中的女性来说，多吃富含铁元素的食品，会让卵子更健康。

适量红酒可提高卵子活力

　　很多人认为，备孕期应该严格禁酒，而我在临床上也一直奉行这样的原则，建议备孕中的人尽量不要喝酒。但近几年，荷兰女性健康研究机构发现，每天喝一小杯红酒，卵子活跃性可以提高 20%。红酒中的多酚可以让卵子更健康，白葡萄酒中的多酚含量仅比红酒低 10%，也是一种健康的选择，但啤酒中的酵母会"催眠"卵巢，降低卵子活性，还是少喝为妙。

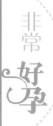

豆腐让卵子更结实

豆腐、豆浆中含大量植物蛋白，会让卵巢更结实、卵子更健康。但一定要吃煮豆腐，煎豆腐的食用油中含不饱和脂肪酸，会破坏植物蛋白活性，让健康减分。每天吃一小盘豆腐就够了，过量植物蛋白会给肾脏带来负担。

远离美容院的"卵巢保养"

说到这个话题，我深有感触。曾经有一次女儿带我去美容院放松。当美容师得知女儿打算怀孕想暂停美容项目后，便兴高采烈地开始给女儿推荐所谓的"卵巢保养"。一开始，我还很好奇，究竟是怎样一个保养会起到让卵巢更健康的效果，当看到那个过程与产品后，我大声叫停。后来，我查了相关资料发现，日本国立健康组织对亚洲400多家美容院抽查发现，用作卵巢保养的精油质量良莠不齐，合格的不到20%。而美容师手上的精油渗入身体后，会影响内分泌水平，甚至降低卵子活性。这是一件非常可怕的事情，如果没有得到确切的医学建议及产品保证，备孕期的女性应远离这种保养项目，它或许会带给你隐性的伤害。

不吃或少吃止痛药及安眠药

一项覆盖4 000多名欧洲女性的调查显示，在25～35岁，平均每人每年服用77片止痛药，服用止痛药会使体内卵子活性比不用止痛药的人低7%。止痛药会抑制大脑神经，长期服用会"迷惑"神经中枢，对卵巢发出的指令速度降低，卵子活性减弱。

而安眠药对男女双方的生理功能和生殖功能均有损害。如安定、氯氮、丙咪噪等，都可作用于间脑，影响脑垂体促性腺激素的分泌。男性服用安眠药可使睾酮生成减少，导致阳痿、遗精及性欲减退等，从而影响生育能力。女性服用安眠药则可影响下丘脑机能，引起性激素浓度的改变，表现为月经期间无高峰出现，造成月经紊乱或闭经，并引起机能障碍。从而影响受孕能力，造成暂时性不孕。如果女性在怀孕初期（孕期前3个月）服药，还可能引起胎儿先天性畸形。

有天清早，一个朋友的儿子心急火燎地给我打来电话："余阿姨，我老婆怀孕了。"

我由衷地祝贺了他，但却发现他欲言又止，便开导道："有什么问题跟阿姨说，没什么大不了的。"

男孩吞吞吐吐地说了半天才说明白，原来他爱人从15岁开始就有神经衰弱引起的睡眠障碍，她母亲便将自己长期服用的艾司唑仑推荐给了女孩，女孩试过之后便发现睡眠的确改善了不少，此后就开始了长达15年的服用安眠药的历程。婚后也没有刻意停药，时服时不服，也没有避孕，如今怀孕了才想起来是不是会有影响。

结果可想而知，这个胎儿只能选择放弃。

离辐射越远越好

研究显示，电脑辐射会影响卵子质量，但完全避免电脑辐射又不可能。大多数人以为，换上液晶屏幕就能远离电脑辐射，其实辐射最大的地方不是显示屏而是电源。美国健康专家说，笔记本电脑辐射比台式机小得多，想最大程度避开电脑辐射，最好的方法是为笔记本电脑充好电，拔断电源，用电池工作。

另一方面，微波炉、高压线的辐射并不亚于电脑，因此备孕期的女性应尽量避免过多接触。其中最为严重的应为射线辐射，接触过射线后应至少半年后再怀孕为宜。

事实上，就像我之前所说的一样，提高卵子的质量并没有什么"秘诀"，如果非要找个秘诀的话，那就是"健康的生活方式"。卵子质量决定了女性能否有正常的生殖能力，卵子质量差不利于优生优育，也易发生流产、胎停等情况。为了能够提高卵子质量，生活中经常会有一些女性朋友可能会去服用促排卵药物或其他偏方等。

实际上，目前的药物只是针对某种疾病而特定的治疗方案，而对于健

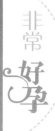
康女性想要提高卵子质量的需求并不对症，恰恰相反，如果盲目用药，可能不仅不能提高卵子质量，反而会影响卵子质量。天底下没有真正的大力丸和灵丹妙药，所以，千万不要盲目用药或食用偏方，如果存在怀孕障碍，则必须在医生的指导下再进行药物治疗。

4. 不再避孕了，掌握好备孕时间很重要

常年避孕的女性经常会问我这样的问题，"什么时候怀孕最合适？"事实上，这要分很多种情况，让我具体跟大家说一下。

用避孕套避孕，想备孕就备孕

事实上，避孕分很多种，最简单也最安全的方法是避孕套，无论是避孕效果还是怀孕时的准备期都非常便捷。对于使用避孕套避孕的朋友来说，想要怀孕，只要从合适的时间开始，放弃使用避孕套就可以了。

用节育器避孕，取出后半年到一年左右备孕

避孕使用宫内节育器就相对比较麻烦。宫内节育器是一种放置在子宫腔内的避孕装置，由于初期使用的装置多是环状的，通常叫节育环。节育环对全身干扰较少，作用于局部，取出后不影响生育，具有安全、有效、可逆、简便、经济等优点，是最常用的节育用具之一。

如果想要怀孕，就必须先去医院取出节育环。以前认为带环怀孕，环对胎儿并没有影响，不会引起胎儿畸形，此时不必终止妊娠，也不取环，

环可在胎儿娩出后即随胎盘一起排出。近年发现，带环怀孕发生宫外孕的概率略高于一般情况下的怀孕。而且，带有节育环的女性，其避孕成功率高达 90%，所以应先取出节育环。

节育环取出后，其干扰精子和卵子结合的作用随之消失，子宫内膜恢复正常。研究证实，有 75% 的女性在取环后 6 个月内可受孕；有 90% 的女性在取环后 1 年内可受孕。而且，取环后受孕，胎儿发育无任何影响。但为使子宫内膜很好地修复，取环后，应先用其他方法避孕 1 ~ 3 个月后再怀孕。

使用口服避孕药，半年后再备孕

对于口服避孕药的女性，想要准备怀孕，有很多功课要做。

比较常见的是紧急避孕药，也叫事后避孕药，是指在无防护性生活或避孕失败后的一段时间内，为了防止妊娠而采用的补救措施。房事后 72 小时内有效，如果在服药期间又有性生活那时间要重新推算。

现在很多年轻的夫妻，经常会在房事后，服用紧急避孕药以达到避孕的效果。事实上这种做法非常不靠谱，因为市面上最常见的紧急避孕药，其主要成分一般为大量孕激素，使用一次，所摄入的激素量与 8 天常规短效口服避孕药中的含量相当。大剂量激素容易造成女性内分泌紊乱，月经周期改变。因此，建议紧急避孕药每年使用不要超过 3 次，每月最多使用一次。

那么在服用过紧急避孕药后多久才能开始怀孕呢？以市面上最常见的紧急避孕药为例，有些女性在不知道自己已经妊娠的情况下服用紧急避孕药，并未增加宝宝的出生缺陷或者其他问题。事实上，即使有这样的案例使人认为紧急避孕药不会对胎儿有影响，但仍然会有很多专家对此表示担心。

由于某些紧急避孕药的药理作用是增加阴道黏液的黏稠度，以阻止精子进入子宫着床达到避孕的目的，所以会增加宫外孕的概率。因此，为保险起见，使用紧急避孕药，最好要在半年后再怀孕，以免发生宫外孕及对胎儿产生不良的影响。

其次，就是长效避孕药。长效避孕药的原理主要是抑制排卵，抗着床作用，长期服用避孕药对女性的身体有一定的影响，特别是对未生育的女性。其优点是高效，长效，可逆，不须每日服药，易于使用和发放，不影响性生活。其缺点是有的女性服用长效避孕药后，经量会增加，经期会延长，还可能引起闭经。长效避孕药不可突然停药，停药时必须改服短效避孕药3个月后再停药，使体内激素水平缓慢下降，避免大出血。那么关于长效避孕药是否会导致胎儿畸形和染色体畸变，尚存在争议。为了避免避孕药对胎儿的潜在危害，通常情况下，要求在停止服药6个月内不要怀孕。因此，在服用避孕药期间怀孕，医生多会建议终止妊娠。所以，计划怀孕的夫妻一定要规避上面说的几种可能性。一旦避孕失败，是留还是流需要根据当时情况向医生咨询解决办法。

最后，就是年轻人比较喜欢的短效避孕药，都是以28天为一个完整周期进行服用。短效口服避孕药是由雌激素和孕激素配制而成的复方药物，通过抑制排卵、改变子宫内膜环境、改变宫颈黏液的性状、阻止精子穿透、抗着床等机制而达到避孕的目的，避孕有效率达99%以上，是一种适合健康育龄女性的常规避孕方式。

根据最近一项对欧洲近6万例女性生育能力的观察研究，停用复方口服避孕药后的第一年及第二年妊娠率，与未服药者相似，而且既往使用复方口服避孕药时长对生育能力没有明显影响。

此外，与长效避孕药相同，短效避孕药虽然停药后立即妊娠或者早孕期间误服复方口服避孕药，均不增加发生新生儿缺陷的风险，但是否就一定不会导致胎儿畸形和染色体畸变，尚存在争议。因此我在这里仍是建议年轻的夫妻，至少停药半年后再准备怀孕。

5. 流产过，备孕仔细点没有错

很多人都知道，流产后需要至少半年再怀孕，否则容易引发再次流产，甚至成为习惯性流产。但药物流产对于再次怀孕的影响经常会被大家所忽视。

"很抱歉，你这个孩子已经不在了。"当年我就是这样满怀歉意地告诉那个女孩这样的结果。这是一个新婚的小姑娘，蜜月期意外怀孕，因种种原因她选择了药物流产。谁知道还未满3个月，女孩再次怀孕，此次她想留下这个孩子，可恰恰事与愿违，女孩出现了各种先兆流产，经过各种保胎手段，胎儿仍在怀孕刚满3个月时停孕。

药物流产相对来说痛苦较小，所以只要条件允许，很多人都会选择。但正因为其方便性，一些人会认为它对子宫没有损伤，经常会忽视药物流产对再次怀孕的影响。

实际上，药物流产并不像吃止痛药那样简单，因为药物流产的出血时间比较长，而在此期间很容易发生感染而导致一些会影响怀孕的妇科疾病。

药物流产极易引起子宫内膜炎症。药物流产后子宫腔内的胚囊组织可在当天排出，有时妊娠组织物排出不全，子宫内膜复旧欠佳，阴道出血时间较长，可持续2～3周，甚至1～2个月。长期慢性失血可引起贫血，使身体抵抗力下降。这时，细菌往往由阴道逆行，而引起子宫内膜炎症，对女性的怀孕有很大的影响。

药物流产后很容易发生不完全流产的情况，这时就需要做清宫手术，而在做清宫手术时，很可造成子宫内膜受损。同时，药物流产后阴道流血时间长则会导致子宫内膜炎或子宫损伤，使子宫蜕膜血管生长不全。再次怀孕时，当受精卵准备着床时，血液供应不足，为了摄取足够的营养，胎盘面积开始扩大，伸展到子宫下段，造成前置胎盘。前置胎盘是发生妊娠晚期出血的主要原因之一。

虽然药物流产不需要进行宫内操作，但其过程与人工流产一样，对母体是一种损伤。药流后身体恢复需要过程，如子宫内膜的修复、卵巢正常排卵的恢复及正常月经的恢复等。一般来讲，药物流产后月经复潮时间为33天左右，但有些人可达数月。有人在药流后，出血时间较长或出血较多，需服药治疗，并应定期到医院检查。一般建议，药流后最好避孕6个月再怀孕。当然，每个人的具体情况不同，怀孕时间也可能不同。

小结：健康的卵子是妈妈给宝宝最好的礼物

春天伊始，小孙女和小外孙女成天缠着老伴给他们养蚕宝宝，对她们无限纵容的女儿很快在网上给孩子们买了些蚕卵。女儿仔细地跟她父亲交代："爸爸，这1 000颗是普通蚕卵，这50颗是彩色的蚕卵也就是转基因的，爸爸一定要让这50颗孵出来哦。"

然后，一家老小就开始为这1 000多个小生命忙碌折腾，最后，50颗转基因的蚕卵孵出来了30多颗，就再也孵不出来了。女儿为此埋怨她父亲："爸爸一定哪里做得不对，怎么会有这么多颗孵出不来？"

她父亲很无辜地嘟囔着："我每天像伺候祖宗一样'一日看三回'，很努力了，它不出来肯定是它的质量不好了。"

"不应该啊！卖家说这蚕卵的父母身体都非常棒的，一定是爸爸的问题。"

她父亲啼笑皆非："蚕出不来都是爸爸的问题了？好吧好吧，都是我的错。"

我听着父女俩在那里无厘头地斗嘴，眼看越扯越偏，赶紧说："这是自然规律，是优胜劣汰的结果啊。鸡也一样，母鸡孵一窝小鸡，有很多卵质量不好，自然就出不来。这和人也一样，精子、卵子、受精卵，任何一个的质量不好，都会影响它们的孵化率。再比如人，有的夫妻双方身体都很好，并做好了一些准备，到最后也不能保证计划的当月就一定能怀孕。也许当月准妈妈排的那颗卵子就有点不太好，要么怀不上，要么怀上了也会流产，自然界就是按照这样的规律来繁衍生息，繁衍本身就没有100%的命中率。"

"好吧好吧，我说不过妈妈了。"女儿很委屈地不再纠缠，继续和孩子们去看她们的小蚕。

而我只是爱怜地看着两个小萝卜头围在永远也长不大的女儿身边兴高

采烈地研究着她们的小动物，窗外阳光明媚，生活是多么美好！

母亲是世界上最伟大的存在，她不仅给予了孩子生命，也承载了创造生命的重要因素。每个母亲都想给孩子最好的，这样美好的愿望从一颗健康的卵子就已经开始努力。医学不是神话，医学上没有100%，任何一个100%的医学数据都只是一个美好的努力方向，准妈妈的备孕过程也一样。准妈妈如果做到了所有自己能做到的事情，那也只是漫长的备孕路上的第一步，而健康宝宝的到来却是由很多因素决定。

那么，在我们做好了最关键的一步之后，继续为我们的"好孕"增加筹码吧。

第三章

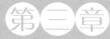

中国的传统文化使得中国男人的自尊心很强。在前来咨询备孕的人群里，准妈妈一般都是迫切并配合着让我给她们提出尽量多的建议。可一旦跟准爸爸说如何保证精子的质量时，他们经常会不解与尴尬，仿佛一提到让他们提高精子质量是严重伤害了他们的自尊，是我在怀疑他们的性能力及生育能力一般。

如果说，准妈妈提供一颗健康的卵子是最关键的一步，那么准爸爸能提供一个健康的精子也同等重要。在本章，就让我们来探讨下，如何让准爸爸为我们的宝贝提供一个最好的精子。

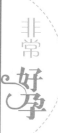

1. 健康的精子是好孕的"灵魂"

提到健康的精子，我还是要提到我上章说到的那位做有机蔬菜的朋友。她曾与我有过多次关于为什么现在流产率这么高的谈话。

有次，她对我说："世间万物，众生真的是平等的。从孕育下一代就可以看出来。母亲是土壤，也是提供健康种子的一半因素，占据的位置太重要了，所以使得大家都认为孕育不上或者不成功的孕育都是母亲的原因，反而恰恰忽视了父亲对于健康种子所承担的更为重要的一半因素。而这一半决定因素对于一颗健康的受精卵来说，一点都不比母亲少。这么多年，农业上很重视种子的研究，但很多人恰恰忘记强调人类本身的种子是如何决定的。"

这位女士这样比喻："农业上，我们培育新的品种，一般都会严格地选择父体和母体，最后培育出来的品种是否优良，是要去分析父体和母体双方的原因。如果父体所提供的基因本身不佳，那么母体再优秀，都有可能影响下一代种植物的质量，如果父体的质量很差，那么下一代很难孕育成功。所以，如果将母体比喻成孕育下一代的土壤，受精卵要在这片土壤成长的话，那么父体就是受精卵的灵魂。没有灵魂，卵子再强悍也没有用。就像一枚非常优秀的鸡蛋，假如没有被精子青睐过，那它也只能是一枚蛋，并不会变成小鸡。所以，没有父亲，没有精子，也就没有生命的延续。"

这位女士的话使我感触很深，我在门诊上，遇到过一个身心受到严重伤害的女性。

我的门诊患者很多，所以前几次并没有注意到这位患者，后来有一次，在给她进行检查时才看见她身上青青紫紫的伤痕。当天已经接近黄昏，没有什么患者，我就仔细询问了情况。

原来，这个憨厚的农村妇女因为两次不成功的孕育而遭受了严重的家暴与歧视。她先后两次怀孕都因死胎而终止，因此在村里被贴上了"不吉利"的标签。因为前两次怀孕都不是我所经手，我便仔细地问了前后经过，最后告诉她，是不是能请她丈夫过来检查一下。

这位妇女显然对婆家很有畏惧感："大夫，我不敢跟他说，现在一句话说不对，他就打我。"

我叹息着，告诉她："家暴是犯法的，你就说是我说的，让他过来配合下对你的治疗，你们不就是想要个孩子吗？好好说说，只要他过来找我，我总会想办法尽量帮助你们生个孩子。"对于农村的患者来说，大道理没有用，尽量从他们的实际需求出发。

过了几天，这位妇女真的带来了她的丈夫。事实上，那也是一个老实巴交的农村汉子，我想他的家暴也是因为顶不住村里风言风语的压力而采取的一种极端做法。

我首先告诉他，怀不怀得上孩子，不是妻子一个人的事情，就像种地一样，需要土地和种子共同的努力。

他唯唯诺诺地反驳我："可是她怀上了。家里好吃好喝地伺候着，还是把我的娃给整死了。这地撒上种子，长出了苗，水也不少浇，是不是就是地的原因啊。"

我忽然发现这也是一个很有意思的男人，便顺着他的话说："我们都知道骡子是马和驴杂交产生的，选一头什么样的马，一头什么样的驴则直接决定着骡子的质量，而不单纯由谁生了它来决定。你们配骡子的时候，是不是到处给骡子找一个最强壮的爸爸？"

"那倒是，可是，她怀上了啊？"他只是一再重复这句话。

"所以我们要查查原因啊，骡子不也分马骡子和驴骡子吗？一匹好不容易配出来的骡子有毛病，也许是马不好，也许是驴不好。"

他张了张嘴不再说话了。

我接着说："现在你是想要个娃娃，你父母想抱孙子对不对？"

他点点头。

"那就好，现在，咱们三个人的愿望是一样的。那么我们首先要找找为什么娃娃总坐不住胎？咱先查查你的精子，如果你的精子没问题，咱再专门针对你老婆治疗成吗？年龄都不小了，咱大家一起配合不好吗？"

农村人显然没有听过这么直白的话，他红着脸，扭捏了半天，终于同意了。

检查结果与我的基本判断一样，这位老实巴交的农村汉子是一个少精子患者。我再次分析了原因，他平时身体很好，但常年与村里的朋友熬夜打麻将，生活很不规律，并且嗜烟如命。我根据他的情况给他们开出了一个系统的治疗方案。

事实上，这样的案例并不少见，但一般都集中在都市白领中，比如常年加班者，工作压力大者，而农村相对要少一点。1980 年，世界卫生组织的精液分析标准显示，正常男性的精子密度应该为每毫升 6 000 万。而如今，正常男性的精子密度已经降低为 2 000 万 / 毫升，换句话说，在 30 年的时间里，男性的精子密度标准缩水了 3 倍。

良好的精子、优秀的卵子，是造人最基础的基础。如果男方精子质量不好，精子数量少，精子活动力差，畸形多，均会导致胚胎质量不好，出现流产、死胎、胎儿畸形，早产的概率会比正常人高很多。

然而，少精、弱精往往是会被患者忽视的一个问题，因为大部分这类患者会在怀孕后才出现问题，而按照中国的传统观念，都会约定俗成地被看作是女人"地"不好的原因。最容易被忽视的一个原因是，也许夫妻双方在婚检和孕检时，男方的精子数量基本趋于正常，但在备孕的过程中，由于各种不良因素而影响了精子数量，这时候人们都会将矛头对准无辜的女人。

说到这里，我想起来女儿前几天跟我说的一个事。女儿单位的一个女孩子怀孕后莫名其妙就停孕了，为了再次顺利怀孕，她去孕前门诊咨询。结果遇到了另一个流产 3 次的患者，她告诉女儿的同事："本来一直当成是我的毛病在治，药也不少吃，结果一个都没留住。这次这个大夫非常有经验，建议我老公来查查，结果查出来他的精子少。因为他是做 IT 的，经常加班，还接触服务器，现在看来，我流产这么多次应该是他的原因。其实，我们第一次怀孕前还做过孕前检查，当时他没什么事，后来他老出差，就耽误了，过了一段时间才要的孩子，谁知道，精子质量就出问题了。"

女儿的同事当时非常担心，让女儿来问问我，她是不是也应该让丈夫去查一查，她丈夫最近也是密集性出差和加班，并且睡眠严重不足。我经过询问后觉得即使不查，也应该好好调理后再怀孕也不迟。

中医认为人体都是"肾藏精，主生殖"，少弱精症多由肾气不足，气血两亏，湿热下注，气滞血淤等原因引起。先天禀赋不足，久病伤肾，房事不节等均会导致男子肾气损伤，致使精子数量减少。

而精子从出现到死亡只有短短 3 个月时间。因此，即使曾经的精子质量非常优秀，也不能保证孕育时就一定健康。所以，备孕这个过程，准爸爸比准妈妈更要重视起来，因为，在备孕的过程中，一切生活习惯和自然环境都会对精子产生影响。

那么，什么样的精子才是健康的？精子的质量与生育情况密切相关。分析精子质量不能单从精液这一项指标定论，应对多方面指标进行综合能力分析。常用的评估精液质量的指标有下面几项。

精液量：指一次排精所射出的精液体积。正常量应该多于或等于 2 毫升。如果多于 8 毫升则为过多，这时候不但精子密度变低，还容易从女性阴道中流出，致使精子总数降低，常见于精囊炎患者。如果总量少于 2 毫升，则为精液量少，容易导致不育。

颜色：正常精液颜色是灰白色或略带黄色，液化后为半透明的乳白色，久未射精者可略显浅黄色。如果精液出现黄绿色，则表示男性生殖道或副性腺可能存在炎症（如前列腺炎和精囊炎）；如果精液呈红色（包括鲜红、淡红、暗红或酱油色），要高度怀疑精液中含有血液（血精），经检验含有大量红细胞者可确诊为血精，常见于副性腺、后尿道炎症患者，偶可见于结核或肿瘤患者。

液化时间：精液刚排出体外时呈凝胶状态，经过一段时间会变成液体状态，这一过程称为液化。液化时间就是指新排出的精液由凝胶转变为自由流动状态所需的时间。室温下，正常精液标本在 60 分钟内完全液化，如果精液排出 30 分钟后仍不液化，则属于不正常。精液的液化需要有一系列蛋白水解酶的参与，精液不液化或液化不完全，可以抑制精子的活力，从而减少了女方受孕的机会。

黏稠度：用玻璃棒接触已经液化的精液，轻轻提起后会形成精液丝。如果精液正常，则精液丝长度应小于 2 厘米，否则视为异常。

酸碱度（pH 值）：精液呈弱碱性，pH 值为 7.2 ～ 7.8。

精子密度（浓度）：正常精子数应超过 2 000 万 / 毫升。

精子活动能力：世界卫生组织（WHO）根据精子的运动速度推荐精子活动力分为四级：A 级，前向运动活跃，快速直线运动；B 级，有中等的前向运动；C 级，精子原地摆动；D 级，不活动。但 WHO 的新版实验手册则根据精子运动功能的不同，不考虑精子运动的速度，将精子简单分为 PR 型（Progressive，前向运动）、NP 型（Non-progressive，非前向运动）、IM 型（Immotility，完全不动）。

精子形态：畸形精子是指形态异常的精子。由于检验标准的变化，它的百分率应在 30%（根据第四版）或 96%（根据第五版）以下。如果畸形率超过上述标准，则属于异常现象，被称之为高畸形精子，可能会影响生育。

2. 精子其实很脆弱，男人别以为自己是"金钢不坏之身"

一天，我在街上遇到了一个让我很不好意思的患者，对于这个患者我也很苦恼，每一次检查都显示夫妻俩的生殖系统和生殖能力都没有问题，但就是怀不上。我工作了30多年，也显得有点黔驴技穷了。妻子也很奇怪："余大夫，您说，我这都多久了还是怀不上，该做的检查也都做了，究竟问题出在哪里？算了，要不上就不要了。"

我对于他们的困惑真的是束手无策，只能初步判定是双方的精神太过紧张而导致的不孕，但我自己也觉得有点不像，夫妻俩都比较年轻，性格都很开朗，对于要孩子的事情也没有太过急迫。问题究竟出现在哪里？

这天偶遇打了个招呼后，我简直想"落荒而逃"，其实大夫都希望自己的每一个患者能够痊愈，尤其是妇产科大夫对于不孕不育的患者，甚至比他们本人还要渴望他们能有个健康的小天使。但大夫也不是魔法师，有的时候真的是一筹莫展，比如这个患者。

但这个女孩跟我并没有芥蒂，非常热情地邀请我去她家坐坐："余大夫，您就上去坐一会儿，楼上就是，您治好了那么多人，就让我们也沾沾喜气。"

我实在是推不开，就跟她来到商场背后的一处高档公寓。这是一个非常豪华的大三居室，干净整洁，女孩非常热情地带我参观他们的房间，一边介绍："当时房价低，结婚前就贷款买了，现在房价飞涨，我自己住着也很得意。"

我看到了他们的大浴室，和大大的双人浴缸，感叹道："嚯！这么大的浴缸？都能当游泳池了。"

她很兴奋地给我介绍浴缸的各种功能，然后很不好意思地告诉我："他平时很忙，都是匆匆冲个澡，周末好不容易在家了，就泡长时间的热水浴，然后……再来点小活动。"

我的职业敏感度让我马上问她："他喜欢热水浴？"

"对啊，很热的那种，我都受不了，但他说解乏。"

"每次房事前都这样泡？"

她忽闪着大眼睛无辜地说："是啊！我有洁癖，不洗干净了我不让上床。有问题吗，余大夫？"

啊！我知道问题的原因了！为了证实自己的想法，我接着问："你们的性生活很规律？"

"对啊！平时他很忙，没时间，也就是周末洗个澡，然后……"

我松了一口气，微笑着说："好了，现在你们按照我说的做，也许会有惊喜。首先，放弃浴缸采用淋浴，淋浴温度控制在 37℃ 以下。其次，将房事安排在早上，有充足睡眠之后。过段时间再来找我。"

我看着女孩疑惑的表情，恶作剧地没有告诉她原因。我拒绝了女孩留我吃饭的请求，告辞回家。回家路上，我的脚步也轻快了许多，我怎么会没有想到这个原因呢？

几个月后，女孩一大清早就打来了电话，电话那头的声音大到我只能让听筒远离我的耳朵："余大夫！余大夫！您太神了，您真的给我们带来了喜气！是真的吗？早孕试纸有两条道，两条！……"

后来，我经过询问才知道，给她爱人检查精子数量之前，正好赶上她婆婆身体不舒服，为了照顾老人，住到了婆婆家一个月，没有机会泡热水浴，也基本没有性生活。我不禁又微笑了，那天的早上又是一个美丽的开始。

这次事件的道理其实很简单，因为精子是通过睾丸制造的，如果睾丸温度太高，会影响精子的数量和质量，睾丸过热会影响精子的产生，导致数量减少。

精子的制造始于睾丸，即阴茎下面阴囊中的两个腺体。因为睾丸对温度非常敏感，所以悬垂在体外。睾丸的温度得保持在适宜的34℃，比人体正常体温低4℃左右，最利于精子生成，温度过高则暗伏"杀机"，将对睾丸产生不良影响，损伤生精功能。

美国纽约大学早年就发现，大量的不孕不育症患者，男士的阴囊温度高于正常人阴囊温度，特别是有特发性不育症或精索静脉曲张的男子，其睾丸的温度比有生育能力的男子高。

而现在生活质量的提高，使得很多年轻人更愿意泡个热水澡，而有的人更是喜欢温度高点的热水浴，但在40℃以上的热水中待上半个小时以上就会使精子数量降低，温度越高、时间越久，精子死亡率越高。因为我与上述事件中夫妻的年龄差距，便忽略了热水浴及桑拿浴已成为很多年轻人解压的一种方式。

温度过高，能使精子的数量减少，活动度下降，精子形态异常，以及诱发生殖细胞凋亡等。其中温度影响精子形态的机制可能为：温热还会引起精子形态学改变，使附睾内精子出现胞质小滴，精子通过附睾的速率加快，成熟减缓；温热还会引起生殖系统代谢及生化改变使睾丸生精组织破坏，睾丸生精能力下降，使精子在睾丸中大量死亡、睾丸萎缩、体积缩小，导致精子形态异常。所以，有些患者的精子本身没有问题，却是被他们的生活方式给"害死了"。

不过，值得庆幸的是，泰国玛希隆大学做过的一个试验显示，8名平均年龄在30岁的正常成年男子在连续两周桑拿浴后，精子活动度显著降低，但停止桑拿一周后，精子的活动度恢复正常。他们从而得出结论：桑拿引起的阴囊温度升高会导致精子活动能力的降低，好在这种降低是可逆的。

临床上，我们不乏见到莫名其妙的少精、弱精、无精患者，又找不到好的解释。若在检查精子数量也基本正常的情况下，更是很容易忽略诸如患者个人生活习惯引起的不孕。

精子其实很脆弱，它对生存环境的要求很高。精子在体外水环境最多可以存活24小时，体外干燥环境3～5分钟。精液在生殖道内原本是以液体状态存在的。当精液从阴茎口射出后，在精囊分泌的一种蛋白质样物质的作用下，会立即变成乳白色或微黄色半透明胶冻状，这就是人们平时所看到的精液性状。此时，精子被"凝固"在精液内，无法自由游动，5～30分钟之后，在前列腺分泌的一种水解酶的参与下，精液液化，由胶冻状自动变为稀薄的水样。精子开始运动，当存活下来的精子上行到达子宫腔内时，会有大量精子死亡，这是因为当男性射精时留存在精液中的精子，可以得到精液里的果糖以及分解糖酶的保护，不过当精子进入到女性子宫腔以后就离开了精液，生存条件大不如之前，所以精子的存活时间也就缩短了。所以说最终能够到达女性输卵管受精部位的精子，往往都是最高质量的精子，这些精子就会更符合优生的条件。往往能与卵子结合的精子也仅有1～2个，而其余的则只剩下24～36个小时的存活时间。

同时，精子对酸碱度（pH值）也有严格的要求。精子正常呈弱碱性，pH值在7.7～8.5之间，精液过酸或过碱都可能影响精子的活动和代谢，是造成精子死亡（死精症）的主要原因。

事实上，很多因素都会对精子质量产生影响，而我们现在很多人都在不自觉地走在伤害精子的雷区里。在这里我就简单总结一些，给大家作为参考。

温度过高、过低都影响精子活力

精子的产生与生长需要34℃的相对低温条件，高温和寒冷环境都会严重影响其质量。有研究表明，低温作用后异常超微结构的精子显著增加，对精子的产生和活力有干扰作用。高温使睾丸温度高于精子生长发育的生理温度，严重影响了生精细胞的功能，同时引起睾丸发生代谢及各种生化与免疫反应导致生精微循环的改变，使得精子通过附睾的速率加快，成熟减缓，最终导致睾丸生精障碍，出现精子形态异常，精液质量下降，或精子在睾丸中大量死亡，甚至会出现睾丸萎缩。

电磁辐射易使精子畸形

睾丸是人体中对电磁辐射最为敏感的组织器官之一。过多使用移动电话能降低精子数量、活力，精子畸形增加。微波可通过热效应损害生精细胞，影响睾丸的内分泌功能，造成精子畸形率增高，质量下降。

高频振动使精子不易成熟

对从事持续剧烈震动操作人员的精液检查结果表明，该人群患有无精症及少精、弱精症、畸形精子症的比率较高。研究表明，持续剧烈震动可致使自主神经功能、免疫功能、血流变学、内皮细胞的内分泌功能异常，而这些功能的异常均可能影响到生殖功能，直接导致精子的成熟障碍等。

化学污染影响生殖力

化学因素主要来自于环境污染，如农业生产中的农药、化肥和工矿企业排放的废渣、废水及人类生活垃圾中的有毒化学物质，可通过各种渠道进入生活环境，对环境中的生物及人类健康造成严重危害。环境污染是危害男性生殖功能的主要途径，这是因为男性生殖系统对环境污染具有高度敏感性。有害物通过各种途径对男性生殖系统造成损伤，如下面这些。

（1）直接作用于生殖器官，影响睾丸的支持细胞和精子发生过程。

（2）破坏血—睾屏障对生殖细胞直接产生细胞毒作用。

（3）作用于性腺轴，导致对性腺刺激减弱，影响精子发生和性激素产生。

（4）始于胚胎时期通过母体的间接影响。常见的污染物包括在农药、除草剂、杀虫剂，塑料制品，电子和制药工业，干洗、喷涂及室内装修材料中多见的有机氯化合物、有机磷化合物、邻苯二甲酸酯、有机溶剂等。

生活方式直接伤害精子

有很多生活方式会在不知不觉中对精子造成伤害。

（1）司机和白领职业人员或久坐缺乏运动者可使睾丸、附睾和精索

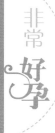

受压，血液循环受到影响，精索周围静脉丛血液淤滞，静脉内压力增高，影响睾丸新陈代谢，导致血液内二氧化碳蓄积，睾丸和附睾缺氧，废物代谢不畅，对精子生成和储存不利。

（2）剧烈运动会影响精子的产生。人体运动所需要的能量来自葡萄糖的氧化分解，我们的呼吸能保证充足的氧气供应，葡萄糖会被氧气分解为二氧化碳和水，产生能量。但人在剧烈运动时由于能量消耗巨大，呼吸加深、加快，无法满足机体对氧的需求时，葡萄糖会在缺氧的状态下发生无氧酵解，同时产生大量乳酸等酸性代谢产物，这些酸性代谢产物随血液循环进入睾丸，会导致氧化应激的发生，使精液中产生大量活性氧成分。精液中的活性氧超出了精液自身的抗氧化能力后，会对精子产生不利影响。

（3）吸烟影响精液质量。一般认为，香烟中含有尼古丁、一氧化碳、镉、铅、重金属等多种物质，吸烟可影响睾酮的生物合成，重度吸烟者还可使阴茎动脉收缩，阻碍精子的发生和成熟，造成精子活动率、精子形态正常率下降。随着吸烟量和吸烟时间的增加这种差异更为显著，还可使精子染色体发生畸变。

（4）酒精使精子活力下降。大量饮酒后，乙醇及其代谢产物乙醛可直接或间接抑制参与睾酮合成的酶活力，损害睾丸的生精功能，使生殖细胞的染色体结构和数目发生改变，可表现为精液液化时间延长，精子存活率降低，精子活动率下降。

（5）不当饮食影响精子活力。丹麦科学家发现，男士摄入饱和脂肪越多，精子浓度就越低，质量也随之下降，也就是吃油腻的东西对精子有害。我国的研究资料表明，吃生棉籽油可以导致生精细胞显著减少甚至消失。现在有些地区食用的"卫生油"是经过加工的熟棉籽油，合格产品已经去除了棉酚，可以食用。

生殖感染降低精子活力

有研究发现生殖道感染后男性精液质量有明显变化，如生殖道炎症、结核等可导致精液减少，精子密度、活力、授精能力降低。有单纯疱疹病毒（HSV）感染者，其精子质量检查会出现精子活力与存活率降低，精液质量随病毒控制程度改善。解脲支原体（UU）感染者精液质量会出现异常。

微量元素不足影响精子活动

　　微量元素是精液中重要的生化成分，参与维持精子生存环境的稳定，参与精子的构成。微量元素影响精子的成熟及运动活性，其含量下降可引起精液质量的改变。在众多微量元素中，锌是人体内必需微量元素中含量最多的一种，是体内百余种酶的辅助因子，在男性体内大部分集中在生殖器官内。精液中含有高浓度的锌，锌不足致性功能减退，精子密度减少，睾酮合成减少，氨基酸代谢紊乱，蛋白合成障碍，精子形成停滞，缺锌可影响精子的活动。

有些疾病影响精液质量

　　事实上有很多疾病都会对精子造成不同程度的影响，这里我只简单地列举一两个影响比较大的。

　　（1）糖尿病的影响。精液从形成到排出体外是一个十分复杂的过程，受到神经及内分泌激素的调节。糖尿病对其中某个环节的影响可引起精液质量的改变。国外已有研究证实该病对精液质量有明显影响，包括精液总量、精子总数、精子密度和活动率均有不同程度减少。

　　（2）精索静脉曲张（VC）的影响。大约40%的不育男性存在轻重不同的精索静脉曲张，精索静脉曲张可以影响睾丸供血，影响健康精液的生产。在VC患者的精液分析中，精子畸形率的升高较其他指标的变化更为明显。有报道经手术治疗后，精液质量改善率为49%～77%。

药物会抑制生育力

　　现在据临床研究，以下几类药物对男性生育力的影响较大。

　　（1）抗生素。如红霉素、螺旋霉素、麦迪霉素等大环内酯类抗生素，四环素、新生霉素、呋喃类药物等，对性腺有毒害作用。

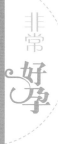

（2）治疗肿瘤的化学药物。绝大多数有导致男性不育的副作用，如白消安、氮芥、环磷酰胺、甲氨蝶呤、秋水仙碱。

（3）影响内分泌类药物。长期、过量地应用雄激素，甲状腺制剂。

（4）神经精神类药物。多种镇静安眠药和抗抑郁药都可使男子睾酮生成减少。治疗和预防癫痫药苯妥英钠等剂量过大及服药时间过久，也可引起无精症。

（5）利尿、降压药。复方降压片、螺内酯、利舍平、甲基多巴、降压灵等会影响精子生成，长期服用阿司匹林有可能导致不育。

（6）磺胺类药物。如磺胺水杨嗪。

（7）毒品。

（8）中药。雷公藤、七叶一枝花、蚯蚓（地龙干）、苦参、猪胆、山慈姑、土贝母、满天星、肥皂草等。

3. 精子的 13 条秘密，解开你的种种困惑

美国的 Alicia Stanton 医生认为，人类的生殖功能出奇的低效，并且机理十分复杂。研究发现，一对生育功能正常的夫妇，在不采取任何避孕措施的情况下性交，只有 25% 的受孕机会。

因为一个精子要想抵达它的目标，需要走相当长的一段路程，不幸的是，这些"小家伙"大部分都做不到。精子运动的平均速度大约为每分钟 1～4 毫米，理论上讲，一个精子射入阴道后，全速向前游动，要想到达输卵管与卵子会合，短短的 175 毫米路程，它将耗费 45 分钟至 3 小时。

但是，由于仅仅 25%～50% 的精子向前运动状态是良好的，因此，实

际上一个精子要到达卵子那儿可能会花上 3 天时间。所以它们中任何一个如果按时活着到达"终点线"真的都是一个奇迹。

美国"性健康与生育中心"主任 David Shin 医生通过多年的研究，爆出了 13 条有关精子的秘密，相信其中的知识有很多人听都没有听说过。

1．精子在睾丸内制造，然后花 10 周时间才能变得成熟。

2．附睾是精子的"储存库"。它位于睾丸的表面，与睾丸黏附在一起。在睾丸内制造完成的精子，"出厂"后进入附睾，并在这个"储存库"里要待上足足两周时间。

3．一份精液中，精子的体积只占精液总量的 5%。剩下的部分由液体成分（也称为精浆）构成，为精子提供营养和保护性的介质，以保证它们能够顺利安全地游过女性的生殖道。

4．一位健康的男性，两个睾丸每天制造 7 000 万～ 15 000 万个精子。

5．精子在女性的子宫里可以存活 3～5 天，这可以解释为什么每个月排卵前几天进行性交可能使女性怀孕。

6．含 Y 染色体的精子生男孩，它比含 X 染色体的精子游得更快一些。含 X 染色体的精子生女孩。比起 X 染色体，Y 染色体所含的基因物质更少，所以携带 Y 染色体的精子跑得更快，因为相比携带 X 染色体的精子，它们的"运输重量"更小。

7．人类精子为 55 微米长。人类头发的平均直径是 100 微米。

8．英语单词 sperm（精子）来源于古希腊词汇 sperma，本义是种子。

9．精子只能向前游，不能往后退。

10．正常精子有一个"头"，一个"身体"和一个"尾巴"。不正常精子可能有两个"头"，两个"尾巴"。

11．在美国，纽约男子的精子数（指的是每毫升精液含有的精子数目）最多。研究结果还显示，纽约男子比洛杉矶男子的精子数高出 50%。

12．长时间在热水浴缸或者桑拿室待着可能减少精子数，因为热的环境不利于精子生产。

13. 润滑剂、洗涤剂和唾液都可能导致精子活性的降低。许多润滑剂对精子有"毒性"作用，当然商品标签不会这样说。润滑剂中的某些成分，比如甘油，对精子不利。

如此看来，脆弱的精子能与卵子结合经历了一个很辛苦的过程，是非常神奇且令人吃惊的事情，那么年龄会不会对精子产生影响呢？

门诊上，曾经遇到一对老夫少妻。老先生中年离异，前妻带走了他唯一的孩子，现在人到暮年又喜得娇妻，便产生了想再要一个孩子的想法。

事实上，老先生通过朋友介绍找到我的时候，有些许尴尬，不知如何开口。

后来还是年仅 30 岁的小妻子更加落落大方，开门见山地说："余大夫，我们想要一个自己的孩子，但他已经 56 岁了，不知道会不会对孩子的身体和智商有影响？我们一直也在避孕，想先咨询下您再决定，如果会对孩子有影响，我们不要也可以。"

这样啊！我微笑着建议他们先做个孕前检查，如果没有任何不宜生育或影响生育的因素出现，他们完全可以拥有一个自己的孩子。

小妻子的眼睛瞬间明亮了起来："真的？可他年龄这么大，会不会精子也老化了？"

好吧，我承认很多人都会认为年龄大了精子会老化，那么我就来告诉大家精子的秘密。

俗话说，"男人四十一朵花，女人四十豆腐渣。"这句话很多女性朋友非常不愿意听，里面仿佛带着浓浓的性别歧视，其实，它是有科学根据的。

当用这一句话对男女双方的生育能力进行诠释时，就再贴切不过了。

女性有严格的生殖生物钟，一旦年龄超过 35 周岁或者 40 周岁，不仅生育能力滑坡，而且孕育有缺陷胎儿（如先天愚型）的危险性也会增加，这是由于染色体随年龄增大而产生突变造成的。至于过了 50 岁，排卵停止，与生育无缘便成为铁定的事实。

但男人却是另外一种风景，中国古籍中早就有"八十老翁生子"的记载，近代也有活生生的例子，如20年前广西一位年近90岁的寿星就喜当父亲。国外也是屡见不鲜，如瑞典有个活了120岁的老翁，85岁时再娶，并且生下8个子女。

事实上，经常会有这样的言论，男人的生育年限是不封顶的。德国慕尼黑的专家以60—89岁的老年男性与24—33岁的青年男性各20名为观察对象，分别检测了他们的精液，并作了比较，结果显示老年男性的精子并未衰老，而且精子的密度（平均为每毫升精液1.2亿个）还高出年轻人（平均每毫升精液仅0.78亿个）一筹。

但美国《人类繁殖》杂志介绍说，男性体内确实存在一个"生物钟"，随着年龄的不断增长，男性的生育能力也逐渐下降。与女性卵子数量有限相比，男性产生精子的能力要强得多，但是，老年男性精子的"游动能力"与年轻男性相比显然不足。

杂志中的安德鲁·沃罗贝克博士说："很显然，年龄增加之后，精子活动也变得越来越迟缓。人们一般都认为男人即使到了80岁也能生孩子，这其实是很片面的。"精子游动每过一年都会减弱约0.7%，男性22岁时，精子游动出现异常的比例仅为25%，而60岁时这一比例已上升到约85%。

所以，虽然老年男子的精子密度会大于年轻人的，但其精子游动出现异常的比例也在增加，显然老年男人会比年轻男子更难让女性怀孕，但也不是完全没有可能，只是需要更好的时机。这点则是与女性最大的区别，女性一旦闭经，就无缘生育。

另一方面，虽然男性的生精能力可以持续到老年，但精子比较脆弱的事实却无法改变。尤其在现代社会高科技带给人类社会前所未有的发展的同时，也给人类的生育能力带来冲击，对男性精子质量的影响非常大。在这里，我要对准爸爸们提点小小的建议。

1. 韭菜被中医称作"壮阳草"，但今天的韭菜已经无法与过去的韭菜相提并论。韭菜在生长周期中会接触很多的农药，也很难去除。这里我建议那些将韭菜当作壮阳药来助性的准爸爸们，除非是自己种植的放心韭菜，否则应该少吃为妙。

2. 蔬菜表皮的农药最难去除，无论如何加热，都很难分解残留的农药，所以有皮的蔬菜也要先去皮，然后洗干净，再下锅。

3. 咖啡中的咖啡因对男性生育有一定影响，尤其每天饮用过多时，其危害更大，所以要少喝。

4. 饮茶有益于人体健康，但近年来，茶叶农药含量严重超标，所以不宜过多饮茶。

5. 尽量少食用激素催熟的果蔬及肉类。现在的肉类食品因原料在不同程度上受到污染，河、海里的鱼类也同遭厄运，但又不能不吃它们，不要单吃某一类食品，应该什么肉类都吃点。有条件的话尽量吃天然绿色食品，做到营养均衡。

6. 用泡沫塑料饭盒盛的热饭热菜，可产生有毒物质二噁英，对人体危害特别大，对男性生育能力产生直接影响，所以尽量不要用泡沫塑料饭盒来盛饭菜及加热。

4. 影响精子的小细节，处处都有精子杀手

与女性一样，临床上也经常会遇到前来咨询的准爸爸一直对我刨根问底，怎么能让精子质量变得好一些？有什么样的秘诀。

而我的回答也是，医生真的不是魔法师，但医生会提供很多对准爸爸有帮助的建议。事实上有很多生活中的小细节会对精子造成很大的影响，或好或坏，下面，我详细来说说。

发烧——高温是精子最直接的杀手

男性的阴囊温度高于正常阴囊温度的话会不利精子存活。特别是有特发性不育或精索静脉曲张的男性，其睾丸的温度比有生育能力的男子更高。所以，在备孕期，若准爸爸有过高烧、服用过退烧药物的经历，应尽量将要宝宝的计划向后推迟至少一两个月，以3个月为佳。

紧身裤——导致生育力下降

不少男性为表现出健美身材，长期穿紧身裤。其实紧身裤可使睾丸所处的环境温度升高，使阴囊皮肤的散热功能得不到发挥，进而增加睾丸局部温度，影响生精细胞的分化，不利于精子生成，还会影响阴囊的血流循环，导致男性生育力下降。所以，准爸爸要尽量选择宽松、质地好的裤子，尤其是内裤的质量及宽松程度非常重要。

久坐——使睾丸温度升高，影响精子产生

男性的睾丸之所以装在阴囊里面，很重要的原因就是可以让睾丸的温度低于身体的温度，这样睾丸才可以正常的工作。正常情况下，阴囊区的温度需要比体温低4℃，所以无论是在工作、在家里还是在驾驶座上，久坐都会使阴囊的温度升高，从而影响精子的产生。如果有一份需要久坐的工作，那就经常休息一下，并且空闲时应该尽量选择那些不需要坐着的活动。

环境——不良环境是精子的隐性杀手

关于环境对精子的影响的话题近几年一直在热议，但有很多隐形的杀手并没有被完全揪出来。事实上，关于那些可能会引起精子损伤的物质，

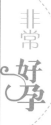

有很多相互矛盾的证据，众说纷纭，让人很难看清其真相。不过众所周知的是，辐射能够引起婴儿出生缺陷。已被认为对精子有害的物质有：含有邻苯二甲酸盐（或酯）的香水、某些杀虫剂、有机汞、聚氯联二苯以及自来水中所含的雌激素。

香烟——损伤你的精子

吸烟不仅会影响男人的生殖能力，还可能引发男性勃起障碍。每天抽1～2包香烟的男性，精子可能会畸形，其游动的速度也可能比非吸烟者慢很多。不仅香烟，即使无烟的烟草制品同样对精子的数量和质量有负面影响。吸烟者的生殖能力与非吸烟者相比，可以降低一半。对于那些既吸烟又饮酒的男性来说，精子受到的影响就更大了。

身材——匀称的身材最利于提高精子的质量

脂肪过多或过少都可能扰乱性激素的正常产生，这将会使男性精子数量降低并且使异常精子所占百分比升高。如果男性的体重指数（BMI= 体重／身高的平方）控制在正常范围（20～25），将最可能产生大量高质量的精子。

清晨性生活——早上精子数量最多

有很多小夫妻晚上过夫妻生活，但这样疲惫不堪的身体很难提供高质量的精子。研究表明，男性的精子数量在早晨的时候最多，此时精子的活力与强壮程度也最好。那么从概率学的角度分析，想要宝宝时，在早上性生活，受孕成功率及精子质量相较其他时间都是最好的。

饮食——良好的饮食结构培育好的精子

精子生长需多种营养物质，男性一般爱吃肉，不爱吃青菜，虽说精子生成需要优质蛋白质，但蛋白质摄入过多，而维生素摄入不足会使精子质量受到影响，所以要做到饮食的营养均衡。维生素 E 缺乏可引起睾丸损害；

长期食用含低剂量雌性激素的食品，如人工饲养的淡水鱼、家禽，含有雌激素的蔬菜等，也可能会导致男性精子数量下降。

情绪——良好的精神状态是一剂良药

人的精神状态的好坏直接影响到生育质量，想健康生育就要调整心态，端正生活态度，树立正确的人生观，心境豁达开朗，学会排解各种不健康情绪，这是优育非常重要又往往被忽视的一个方面。

骑自行车——会伤害你的生精能力

骑自行车时（尤其是山地车）车座会压迫尿道、阴囊及会阴部位，长久骑车就会使会阴部充血，从而影响睾丸的生精功能。

睡姿——俯卧睡眠对精子不利

俯卧睡眠易压迫内脏，使呼吸不畅，长此以往会压迫阴囊，刺激阴茎，造成频繁遗精，也会使阴囊温度升高，对精子生长十分不利，所以尚未生育的年轻人应该注意自己的睡姿。

运动——适当运动调节内分泌

准备怀孕期间，男性要保持一定的运动量，时间可依个人身体状况灵活制定，一般以每周 3 次或以上，每次半小时以上为宜。生活中多晒阳光、多呼吸新鲜空气，也有益于男性内分泌协调。

洁身自好——给精子一个好的生长环境

性生活混乱及不洁易引起男性生殖道感染，它影响精子的生成和运输，造成少精症而引起生殖能力下降。也可引起精子活力变化，可抑制附属性腺分泌，影响精子的生长环境，使精子的活力和数量严重下降而致不育。男性朋友们一定要洁身自好，如果患有性病，一定要彻底治疗后再考虑孕育宝宝，如果你发现自身生殖器官有其他异常，请尽快去医院检查。

健康性生活——过频或不当都会影响精子

性生活次数过多或无节制，每次射出的精子量少，当每毫升精液中精子数少于 2 000 万个，怀孕机会就会大大降低。性生活中断、过度手淫或每次性生活持续时间长，会酿成无菌性前列腺炎，直接影响精液的营养成分和精子活力，引起不育。而长期中止性生活会让精子失去受精能力和运动力，最后在输精管内解体，衰老精子比例也会不断扩大，此时受孕，容易造成胎儿智力低下、畸形，或导致流产。

小结：精子很脆弱，爸爸要小心呵护种子

事实上，男性比女性更容易受到伤害，就像精子比卵子脆弱一样，而在现实生活中，人们往往忽视了这些，认为生孩子是准妈妈的事情，备孕也是要准妈妈去做准备些什么，准爸爸只是等着播种就好。其实恰恰相反，备孕时期，准爸爸与准妈妈担负着同样重要的备孕任务，而怀上宝宝之后，才是准爸爸来帮助准妈妈共同保护肚子里的小宝贝。

那么，我在这里提倡，从备孕开始，准爸爸和准妈妈都应该努力调整好自己的身体健康，以最佳的状态为未来的宝宝提供最好的卵子与最好的精子。

第四章

吃对了，天然健康好孕来

很多人都知道，太过肥胖会对生育有影响，但在门诊上，我经常看到很多前来咨询备孕的小女孩骨瘦如柴，我对她们的第一个要求就是增肥，做好营养储备。事实上，均衡的营养是备孕的关键，太胖或太瘦都不利于生育。

那么，如何能保证营养均衡呢？什么样的饮食有助于提高卵子及精子的质量呢？本章将详细与大家分享。

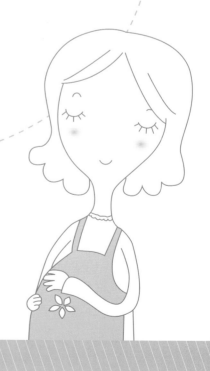

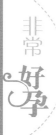

1. 营养不均衡，怀孕就会有困难

我记得门诊曾接待过这样一位小患者。这位患者只有 8 岁，却已经来例假。但是她的母亲带她来找我并不是来咨询为什么她女儿的例假会来这么早，而是为了治疗痛经。

女孩子身体严重肥胖，乳房发育很完全，我当时有些责备这位母亲的意思："孩子都已经来例假半年了，为什么不早来医院？发现乳房有发育时就要及时来治疗。"

这位母亲很诧异地问我："乳房发育很好啊，为什么要来医院？"

"这是早熟，如果干预治疗得及时，是完全可以治疗的。"

"我也没觉得这有什么不好。我女儿身体棒自然就来例假了，为什么要治疗？"

事实上，这样的事情我在临床上并不少见。曾经有次我建议一位母亲，应该给上小学的女儿控制饮食，但这位母亲也同样自豪地跟我辩驳："减什么肥啊？我女儿的身体多棒啊，像有的身体棒的孩子八九岁就来例假了，有的身体差的 13 还来不了呢。"

对于这些偏颇的认识，我感到非常担忧。而对于孕龄的男性及女性，我也有着同样的担忧。营养失衡，是指高脂肪、高碳水化合物摄入引起机体肥胖和营养不良。可见，太胖或太瘦都是营养失衡的最直接的表现，那么营养失衡究竟与生育存在着怎样的关系呢？

太胖了，准妈妈不易受孕

可以用身体肥胖指数（BMI）来衡量身体的肥胖标准，按照体重（千克）除以身高（米）的平方（BMI= 千克／米^2）计算出个人的 BMI 数值。以 BMI=22 为基准，介于 18.5 ～ 24 间为标准体重；低于 18.5 为体重过轻；高于 24 为体重过重；若 BMI 超过 27 就算是肥胖。例如：50 千克／（1.60×1.60）=19.53，为标准体重。

另外腰围及体脂肪率也可以用来做评估工具。男性腰围大于 90 厘米、女性腰围大于 80 厘米，属于肥胖；若 30 岁以上男性体脂肪率大于 25%、女性体脂肪率大于 30%，即使体重不重、腰围不大，也属于肥胖族群。

肥胖的副作用很多：不美观，可能带来多种疾病……而如今，荷兰的一项最新研究，又给它添加了一条罪责：女性越肥胖，成功怀孕的可能性就越低。

荷兰妇产专家施特格在 2002—2004 年，对荷兰 24 家医院的 3 000 多名夫妇进行了调查，以了解他们的体重、身高及吸烟习惯。结果，他惊讶地发现，女性的肥胖指数竟然与怀孕概率有关：当 BMI 大于 29 时，怀孕概率减少 4%，BMI 在 35 ～ 40 的女性，怀孕可能性比 BMI 在 21 ～ 29 的女性减少 26% ～ 43%。因此他认为，肥胖是导致女性停止排卵的一个危险因素。

澳大利亚的卡当斯·明格发现，卵子周围为其提供养分的细胞中的一种蛋白质是将肥胖和不孕联系起来的关键，肥胖女性之所以不易怀孕，是因为她们排出的卵子孕育成为健康胚胎的可能性较小，女性超重则会影响其排卵期、受孕能力以及胎儿的早期发育，并且孕前女性如果是内分泌失调引起的肥胖，容易患多囊卵巢综合征，使卵泡不易成熟，影响正常排卵，造成不孕。

如果男女双方都肥胖，那么他们等待一年以上才怀孕的概率要比正常体重的夫妇高 3 倍。即使是男女双方仅仅超重，但还未达到肥胖的程度，他们等上一年女方才能受孕的概率也要比体重正常的夫妇要高 1.4 倍。

第四章 吃对了，天然健康好孕来

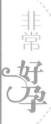

太胖了，准爸爸精子差

男性超重或肥胖者存在睾丸激素水平低、精子质量差、生育能力下降等现象。研究显示，肥胖男性与体重正常的男性相比，劣质精子更多，超出的体重每增加约 9 千克，不育的风险就会增加 10%。

为什么肥胖会影响男人的精子数量和质量？一是脂肪组织具有将雄性激素转变成雌激素的特点，使男性体内雄性激素减少，雌激素相对增加，妨碍精子生成，影响精子质量。二是人体正常体温是 37℃左右，而精子生成的最佳温度要比正常体温低 2℃。由于肥胖男性脂肪较多，因而体温比正常人更高，他们的腹股沟处、阴囊部位的温度容易升高，这将直接影响到睾丸的生精能力，造成精子生成减少，即使精子生成数量不受影响，但生成后的精子质量也会受到影响。三是男性肥胖易影响睾丸、阴茎等生殖系统发育，肥胖者易诱发高血压、糖尿病，此类病症均可引发性功能障碍。

研究结果表明，BMI 在 20 ～ 25 的男性拥有较高水平的正常精子，而超重和肥胖者不仅精液量（精子数量）较少，而且正常精子数量也不多。肥胖男性拥有较少精子的概率在 60% 以上，而其带有异常精子的概率也在 40% 以上。超重者与肥胖男性的情况差不多。其他可能影响精子计数的因素，如吸烟、饮酒、滥用药物以及年龄等，证实肥胖的确影响精子数量和质量。

准妈妈太瘦弱了，不孕风险成倍增高

事实上，很多人都已经开始重视肥胖给生育带来的危害，但现在很多年轻男女为了追求苗条的身材，采取各种方法去减肥。人们会绝食、吃素餐、吃减肥药等，殊不知身体过瘦及偏食也会造成不孕，吃减肥药也会有不孕的风险，而且，即使怀上也存在着很多隐患……

哈佛大学教授弗里希写了一本《女性生育能力与身体脂肪之间的关系》的书，她表示，数以百万计的健康年轻女性为了保持身材苗条在日常饮食中摄取低脂食物，但这等于让她们丧失生育能力，因为这种饮食习惯会"静静关闭"女性的生殖系统。

这本书说，那些体重刚好保持在标准体重以下，即有些微不足的女性最有可能不知不觉丧失生育能力，因为这种"边缘"情况意味着，虽然她们的月经周期看似不受影响，她们实则已失去生育能力。"让我最感到惊奇的是一个极薄边界线的存在，即一名体重正常的女性只需消瘦 3 磅就能使她不孕的几率大大增加，完全没有外在迹象显示如此一件大事已发生。"

弗里希说："脂肪与生育能力有密切的关系，我们可把它看作是'性脂肪'，因为身体脂肪提供了繁殖能量。许多保持模特儿身段的女性是完全不孕的。不过，这些女性可继续来经，她们不会想到自己有任何毛病，直到她们尝试怀孕，但却失败。"

脂肪是所有爱美女性的大敌，却对身体的健康至关重要。适量的脂肪对女性的健康有着重要意义，它与月经和生育息息相关。如果女性体重过低，可能会影响受孕的成功率。

女性的每次月经都需要消耗一定的脂肪量。只有维持正常的月经周期，女性才可能具备生殖能力，如果脂肪过度减少会造成不排卵或闭经，受孕就会变得困难。太瘦的话，女性雌激素水平容易低下，月经周期不规律，排卵率也较低，因此难受孕。此外，过于骨感的女性容易营养不良，子宫内膜就像一片贫瘠的土壤，受精卵很难着床。比如古代美女赵飞燕就因为太过瘦弱而不能怀孕。

健康的成年女性，其体内脂肪的含量占全身体重的 25% ～ 30%。女性要维持正常的月经、怀孕和哺乳等生理功能，其体内的脂肪含量必须达到体重的 22% 以上。这是因为脂肪组织的多少与女性体内雌激素的代谢密切相关。

而另一方面，瘦弱的女性即使怀孕也有很多问题，过于纤瘦的孕妈妈因为缺乏营养、激素分泌不足，胎儿在子宫内发生发育迟缓的可能性比较高。研究资料显示过瘦的孕妈妈流产、早产、胎儿发育不良的概率均高于正常孕妈妈。同时，孕妈妈过瘦在孕期容易发生贫血、缺钙等营养不良的问题，如果不纠正可能影响到胎儿，使胎儿发育不良。

另外，过瘦的孕妈妈可能存在肌肉力量弱的问题，而在孕期支撑增加的体重、生产时的用力等都需要足够的力量来完成。所以一个身体瘦弱的准妈妈孕期生活更艰难。最让人担忧的是，孕妈妈如果太过纤瘦，体内的营养素缺乏，在分娩时就容易因为体力不支使产程延长。另外，有些微量元素对分娩起着至关重要的作用，如果孕妈妈的营养素缺乏，阵痛的过程可能会比较长，忍受疼痛的耐受力比较弱。

准爸爸太瘦弱，破坏精子生产环境

对男性而言，消瘦男性胆固醇较低，影响下丘脑垂体性腺轴的正常功能，雄激素分泌减少，影响性功能，严重的会造成不育。

丹麦的研究人员对哥本哈根和奥尔堡两个城市的 1 558 名男子进行了调查，他们的平均年龄为 19 岁。研究人员测量了他们的精子数量、浓度、形状、活性以及精液量等精子质量指标，并与他们的身体质量指数（BMI）进行对比，结果发现，过胖或过瘦都会降低精子质量。研究人员发现，在精子数量及浓度两项指标上，BMI 指数低于 20 的男子分别比体型理想的男子低 28.1% 和 36.4%。此外，体型理想的男子出现精子异常的比例也比较低。

美国男性生殖与泌尿学会主席安东尼·托马斯指出："精子与男性体内的激素平衡有关。男子也需要一定数量的雌激素，他们的脂肪细胞可以产生这种化学物质。如果脂肪细胞过多或过少，就会打破激素平衡，从而破坏产生精子的最佳环境。"

2. 偏食是怀孕的拦路虎

事实上，除了身材的过瘦或过胖之外，准爸爸与准妈妈的饮食结构也直接影响着其生育能力，甚至未来宝宝偏食的毛病，也是受孕期妈妈的饮食结构所影响。

英国伦敦大学研究发现，子女对从未吃过的食物产生抗拒，与他们的遗传有关。研究人员将这种行为称为"食物恐新症"。而宝宝的偏食，直接影响宝宝的身体健康及发育。儿童时期是生长发育的关键时期，需要大量蛋白质、微量元素等各种营养物质。偏食导致儿童营养不均衡，使他们的身高、发育受到影响，长期如此，还会导致一些疾病，对儿童有极大的危害。

很多女性都习惯了怀孕后再补充营养，其实稍微有些晚了，胎儿的健康与智力，往往从成为受精卵的那一刻起就已经决定了。为了保证母婴健康，必须从准备受孕时就开始调整自己的营养。

如果偏食，就意味着食谱狭窄，对许多食物不爱吃或根本不吃，如一些女性是素食主义者，拒绝吃鱼、奶、肉，只吃粮食、蔬菜，也有一些女性与此恰恰相反，只爱吃肉。这些饮食习惯均不利于自身健康、卵子健康及胎儿发育。

长期纯素食确实不利于怀孕，卵子的制造以及性激素形成都需要动物性食物提供营养成分。但吃素并非不育不孕的直接原因，也有不少素食者成功孕育宝宝的案例。不过，长期素食一定程度上会减少受孕机会，因此建议素食主义者为了生育后代还是要适当进食荤菜。素食主义者一旦怀孕，孕妇及胎儿就会缺乏足够的蛋白质、维生素、脂肪、矿物质，致使孕妇贫血、缺钙、消瘦，胎儿体重低、大脑重量轻等。

相反，只吃荤不吃素，不仅会让备孕期女性体重超标而影响怀孕，而孕妇的过度肥胖，使得身体中胆固醇、脂肪含量增高，这不仅容易并发妊娠高血压综合征及产程长、产后出血，胎儿也容易发育过大，造成难产、出生后低血糖、高胆固醇血症等不良后果。

因此，为了顺利怀孕，同时也为了胎儿的正常发育，一定要选择合理、平衡的膳食结构。

女性如此，那么男性呢？精子作为繁衍后代的另一半，男性的饮食对孩子将来的健康也同样非常重要。

通常男性在备孕期间并不十分重视饮食结构的问题，认为只要准妈妈的身体调整好并在孕期注意饮食，孩子一定会健康。这样的思维往往会让很多人忽略了准爸爸在备孕时的营养状况。要知道，有一部分的男性不育患者正是由于饮食不当，导致或加重了不育的状况。

事实上，除了烟、酒是准爸爸在备孕期必须要远离的之外，偏食是最容易被忽视的，偏食、营养缺乏和营养过剩都会影响生育。精子的生成和发育离不开营养，如精氨酸供给精子的成分氮，维生素 B_{12} 和维生素 C 能促进精子生成、保护精子抵抗有害因素的侵袭等，所以偏食的朋友要扩大食物种类，实现营养均衡。

饮食中的氨基酸、维生素和微量元素等，都与精子产生、成熟及活动能力有密切关系，若缺乏这些物质，则可使精子生成减少、活力下降导致不育。而这些元素又多由蔬菜水果来提供给我们，生性嗜肉、不喜吃蔬菜的准爸爸一定要提高警惕，在备孕期避免挑食。

有的食物会影响精子生成，如芹菜、芥蓝、菱角、棉籽油等，长期食用可能导致精子数量和质量下降。如今环境污染日趋严重、淡水及海水产品的汞含量不断增加的，备孕期的准爸爸吃海鲜应尽量适可而止，过度进食可能会造成汞在体内长期积聚，不但影响精子活动及数量，亦会损害身体。

所以，日常养成良好的饮食习惯是非常重要的，一方面性功能在很大程度上依靠于心血管系统和神经系统的传送，健康的食物让它们保持畅通；而垃圾食品则让"线路"堵塞。因此，吃食物时要选择得当。

那么，我在这里要提几个备孕期准爸爸和准妈妈都要遵循的饮食准则。

热能摄入充足，精强卵壮

对于饭量比较小，或正减肥节食的夫妻，特别要注意，如果没有摄取足够热量以保持正常范围内的体重和体脂，则生育力下降的可能性很大。备孕期的夫妻双方，最好在每天供给正常成人需要的9 208千焦的基础上，再加上1 674千焦，以供给性生活的消耗，同时为受孕积蓄一部分能量，这样才能"精强卵壮"，为受孕和优生创造必要条件。

优质蛋白质，保证受精卵正常发育

在备孕期，准爸爸和准妈妈应每天在饮食中摄取优质蛋白质40～60克，保证受精卵的正常发育。蛋白质是构成生命体的重要组成部分，也是生成精子的重要原材料，孕前夫妻应合理补充富含优质蛋白质的食物。高龄女性更要注重优质蛋白质的摄取。

摄入优质脂肪酸，精子生成能力强

上面我们提到了偏重肉食的饮食结构对准爸爸的影响，事实上，事物都是相辅相成的，对于纯素食的准爸爸我这里也要提个醒，脂肪是机体热能的主要来源，其所含脂肪酸是构成机体细胞组织不可缺少的物质，增加优质脂肪的摄入对怀孕有益。性激素主要是由脂肪中的胆固醇转化而来，脂肪中还含有精子生成所需的必需脂肪酸，如果缺乏，不仅影响精子的生成，而且还可能引起性欲下降。

充足的无机盐和微量元素，要为宝宝储备好

钙、铁、锌、铜等元素构成骨骼、制造血液、提高智力并维持体内代谢的平衡。所以准爸爸和准妈妈应多注意这些元素的储备。

适量的维生素，帮助受精卵成长

最后我提到的一点是，夫妻双方应摄入适量的维生素，能够有助于精子、卵子及受精卵的发育与成长，但是过量的维生素，如脂溶性维生素也会对身体有害，因此建议男女双方多从食物中摄取，慎重补充维生素制剂。

当然，孕前饮食并不是吃得越多越好，具体地说，建议夫妻双方每天

摄入畜肉 150 ～ 200 克，鸡蛋 1 ～ 2 个，豆制品 50 ～ 150 克，蔬菜 500 克，水果 100 ～ 150 克，主食 400 ～ 600 克，植物油 40 ～ 50 克，坚果类食物 20 ～ 50 克，牛奶 500 毫升。

只有安排好合理的孕前饮食原则，才能保证身体所需要的各项营养都能达到，为胎儿提供良好的生存环境。但是有些食物是不能盲目补充的，因为有些食物会影响正常受孕，这我会在后面提到。最后，我要让大家重新认识整个备孕期和孕期都不容忽视的一种维生素——叶酸。

3. 夫妻双方都要补叶酸，预防宝宝畸形

很多人现在都知道准妈妈在孕前应该补充叶酸。准妈妈在备孕期间每日服用 0.4 毫克叶酸片可以使胎儿神经管畸形率下降 85%，此项结果至今被全球 50 多个国家广泛应用。

叶酸有促进骨髓中幼细胞成熟的作用，人类如缺乏叶酸可引起巨红细胞性贫血以及白细胞减少症，对孕妇尤其重要。它是一种水溶性 B 族维生素，孕妇对叶酸的需求量比正常人高 4 倍。孕早期是胎儿器官系统分化、胎盘形成的关键时期，细胞生长、分裂十分旺盛。此时叶酸缺乏可导致胎儿畸形。在中国，神经管畸形发生率约为 0.38‰，包括无脑儿、脊柱裂等。

另外缺乏叶酸还可能引起孕早期的自然流产。到了孕中期、孕晚期，除了胎儿生长发育外，母体的血容量，乳房、胎盘的发育使得叶酸的需要量大增。叶酸不足，孕妇易发生胎盘早剥、妊娠高血压综合征、巨幼红细

胞性贫血，胎儿易发生宫内发育迟缓，早产和出生低体重，而且这样的胎儿出生后的生长发育和智力发育都会受到影响。

现在已经有大部分准妈妈都在备孕期和孕期开始补充叶酸，但鲜为人知的是，准爸爸也应该补充叶酸，这是为什么呢？

加州大学的研究小组称，服用叶酸以及常吃绿叶菜等富含叶酸食品的男性较少出现精子异常的现象。报告还称，摄入叶酸较多的男性其精子中出现"非整倍体"，即染色体缺少或增加的概率大大低于摄入叶酸较少的男性。摄入叶酸最多的 25% 的男性每天摄入量为 722～1 150 微克，与摄入量较低的男性相比，他们的精子中出现非整倍体的概率要低 20%～30%，精子出现非整倍体可导致不孕，或有最高达 1/3 的概率导致流产，或导致新生儿患有唐氏综合征及其他罕见的染色体疾病。研究小组估计，健康男性的精子中约有 1%～4% 含有非整倍体，但个体之间存在差异。美国目前为 19 岁以上成年男性推荐的叶酸摄入量为每天 400 微克。想当父亲的男性还应摄入更多。多摄入叶酸能降低染色体异常精子的比例。

一个健康男性的精子中，有 4% 的精子染色体异常。精子染色体异常可能会导致不孕、流产以及婴儿先天性愚型。研究人员发现，每天摄入 722～1 150 毫克叶酸的男性，其染色体异常的精子所占比例明显低于叶酸摄入量低的男性。

叶酸多存在于叶类蔬菜、水果和豆类等食品中。含叶酸的食物很多，但由于叶酸遇光、遇热就不稳定，容易失去活性，所以人体真正能从食物中获得的叶酸并不多。如蔬菜贮藏 2～3 天后叶酸将损失 50%～70%，煲汤等烹饪方法会使食物中的叶酸损失 50%～95%，盐水浸泡过的蔬菜，叶酸的成分也会损失很大。因此，作为准爸爸，尤其是常年偏食、对这类食物摄取较少的男性，我仍建议在备孕期与准妈妈一起服用叶酸。

绿色蔬菜

芦荟、莴苣、菠菜、龙须菜、西兰花、油菜、小白菜、青菜、扁豆、豆荚、番茄、胡萝卜、南瓜、蘑菇等。值得一提的是，芦荟叶酸含量为 85 ～ 120 微克 /100 克，可说是绿色蔬菜中含量最高的一种，但由于芦荟老化程度差异较大，废弃率也高低不一，建议购买新鲜芦荟后尽快食用，且以微波炉、快炒或迅速汆烫的方式烹调，保持其营养价值；西兰花叶酸含量为 120 微克 /100 克，热量极低，纤维多，是备孕期食材的最佳选择；胡萝卜叶酸含量为 67 微克 /100 克，它还含有丰富的胡萝卜素，具有抗氧化活性。

新鲜水果

橘子、草莓、樱桃、香蕉、柠檬、桃子、李子、杏、杨梅、海棠、酸枣、山楂、石榴、葡萄、猕猴桃、梨、胡桃、苹果等。其中，猕猴桃中含有高达 8% 的叶酸，含量为 30 微克 /100 克，有"天然叶酸补品"之美誉，水果中不仅含有较多的叶酸，其丰富的维生素 C 也能使叶酸稳定，提升人体吸收利用率，具有相辅相成的作用。

动物食品

动物的肝脏、肾脏、禽肉及蛋类，如猪肝、牛肉、羊肉、鸡肉、蛋黄、牛奶等。其中，肝脏叶酸含量为 80 微克 /100 克，可以说是所有荤食类含有叶酸最高的食材，但它胆固醇偏高，具有心血管方面疾病的人，需要特别留意。蛋黄中叶酸含量为 121 微克 /100 克，但其胆固醇含量较高，建议将其叶酸含量算入额外补充的范围内，不宜以食用蛋黄作为摄取叶酸的单一来源。牛奶中叶酸含量为 20 微克 /100 毫升，还含有大量的钙质。

豆类、坚果类

大豆、豆制品、核桃（包括核桃油）、腰果、栗子、杏仁、松子等。

谷物类

全麦面粉、大麦、米糠、小麦胚芽、糙米等。燕麦中叶酸含量为 190 微克 /100 克，是营养成分相当高的谷类食品，燕麦还含有丰富的 B 族维生素，可以帮助胎儿生长，一般建议可做成粥类或将之混入白米饭中食用，都是不错的摄取方式。

虽然含有叶酸的食物很多，但叶酸也有很多天敌，如水、磺胺类药剂、阳光、雌激素、食品加工方式（特别是煮沸）、高温、安眠药、阿司匹林、酒精、紫外线，所以人体真正能从食物中获得的叶酸并不多。

因此，买回来的新鲜蔬菜不宜久放；制作时应先洗后切，现炒现吃，一次吃完，炒菜时应急火快炒，3～5分钟即可；煮菜时应水开后再放菜，可以防止维生素的丢失；做馅时挤出的菜汁含有丰富营养，不宜丢弃，可做汤；淘米时间不宜过长，不宜用力搓洗，不宜用热水淘米；米饭以焖饭、蒸饭为宜，不宜做捞饭，否则会使营养成分大量流失；熬粥时不宜加碱；做肉菜时，最好把肉切成碎末、细丝或小薄片，急火快炒，大块肉、鱼应先放入冷水中用小火炖煮烧透；最好不要经常吃油炸食品。所以，我们要改变一些烹制习惯，尽可能减少叶酸流失，还要加强富含叶酸食物的摄入。

4. 准妈妈想要提高卵子质量，这些食物少不了

怎么样才能提高卵子的质量呢？事实上，民间有很多号称会提高卵子质量的药物及偏方。但盲目地服用药物及相信偏方，不仅不利于身体健康，而且很有可能会破坏我们的生育大计。所以，我在这里建议准妈妈们，如果没有明确的检查结果证明你需要药物辅助怀孕的话，还是应该尽量远离所谓的偏方。中国有句老话"药补不如食补"，这个原则对于备孕期的夫

妻来说，是最实用不过的了。

在这里，我与大家分享一些可以提高卵子质量的食物，用食疗的方法提高卵子质量，方便、健康，又不用担心药物的副作用及偏方的可信程度。

想要提高卵子质量，首先要知道卵子的生成与发育过程。卵子的释放是受卵巢卵泡的作用，整个过程受到内分泌的调节；出现卵子质量问题，大多是因内分泌调节出现异常或激素分泌异常所致。所以，从这个原理出发，健康的准妈妈完全可以通过食疗来调节身体素质和改善心态，通过一些调经养血的食物增加卵子的排出，提高受孕功能。

对于准妈妈的备孕餐，我这里首推豆类。豆类的营养价值非常高，我国传统饮食讲究"五谷宜为养，失豆则不良"，意思是说五谷是有营养的，但没有豆子就会失去平衡。现代营养学也证明，每天坚持食用豆类食品，只要两周的时间，人体就可以减少脂肪含量，增加免疫力，降低患病的概率。因此，很多营养学家都呼吁，用豆类食品代替一定量的肉类等动物性食品，是解决城市中人营养不良和营养过剩双重负担的最好方法。大家都知道，豆类富含大豆异黄酮，大豆异黄酮是大豆生长中形成的一类次级代谢产物。由于是从植物中产生，与雌激素有相似结构，因此大豆异黄酮又称植物雌激素，能够弥补30岁以后女性雌性激素分泌不足。因其含有较多的雌激素，准爸爸应尽量减少摄取量。

但是，过多地食用豆制品也会影响其他营养物质的吸收，从而导致营养不平衡。英国生殖专家研究发现豆类制品中有一种名叫"染料木黄酮"的物质，这是一种天然的抗肿瘤物质，还会抑制精子与卵子的结合。所以，无论哪种食物，摄取过量均会引起饮食结构的平衡，备孕期准妈妈应在备孕过程中坚持饮食平衡的原则，而不要偏信任何一种食物的助孕功能。

事实上，提高卵子质量的食物除了豆类还有很多。

动物血：猪、鸭、鸡、鹅等动物血液中的血红蛋白被胃液分解后，可与侵入人体的烟尘和重金属发生反应，提高淋巴细胞的吞噬功能，还有补血作用。

鲜蔬果汁：它们所含的生物活性物质能阻断亚硝胺对机体的危害，还能改变血液的酸碱度，有利于防病排毒。

海藻类：海带、紫菜等所含的胶质能促使体内的放射性物质随大便排出体外，故可减少放射性疾病的发生。

韭菜：韭菜富含挥发油、纤维素等成分，其中的粗纤维可助吸烟饮酒者排出毒物。

豆芽：豆芽含多种维生素，能清除体内致畸物质，促进性激素生成。

小米：小米等谷物是人体蛋白质和碳水化合物的主要来源之一。由于打磨不那么精，保留了其中丰富的维生素 B_1、维生素 B_2 和维生素 E，钙、铁、锌的含量也比多数谷物高。其淡黄色不仅来源于维生素 B_2，还有胡萝卜素和其他黄色抗氧化保健成分。

坚果：含丰富的不饱和脂肪酸、维生素 E 和锌、钙等矿物质。果仁外薄皮的涩味则是来源于具有抗氧化性的植物化学成分。

鸡蛋：鸡蛋是最适合人体需要的、最容易吸收、质量最高的蛋白质，其营养素格外全面和优质，且富含保健作用很好的卵磷脂。

贝类：贝类含有丰富的优质蛋白质、锌、钙和不饱和脂肪酸，牡蛎更是含锌量排行的佼佼者。缺陷是海域污染也会大量富集在贝类中，最好在干净水域的沿海地区吃新鲜的牡蛎。

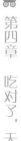

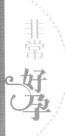

5. 提高卵子质量，12 款食疗方任你挑

对不同的食物进行不同的搭配会产生不同的效果，而同样的食材，不同的操作也会做出不同的味道。所以，大家可以根据自己的喜好进行烹饪，并尽量做到放宽食谱，尽量不要偏食或为了追求某种效果而过多食用某种东西。我建议每周吃一次海产品，一次动物肝脏，一两次牛肉及豆类；每天轮换吃一些如竹笋、胡萝卜、洋葱、燕麦、菠菜、卷心菜等营养丰富的食物，多尝试一些品种，并保证充足的水分。

我在这里推荐几种菜谱，仅供大家参考。

*煮黑豆：*若干黑豆用清水浸泡 12 小时左右，然后用清水煮至熟透，可少放一点盐。从月经结束后第一天起，每天吃 47 颗，连吃 6 天，可起到补充雌激素的作用。

*豆浆：*准妈妈适当喝一些新鲜豆浆，可以调节内分泌。

*甲鱼汤：*甲鱼 500 克，枸杞子 10 克，山芋 10 克，淮山药 10 克，葱、姜若干。将甲鱼表皮那层膜用开水烫掉，宰成小块，加其他材料炖 45 分钟，放盐、味精即可食用。月经 5 天后吃一次甲鱼汤，可以促进卵泡发育，改善卵泡发育不良。

*红糖生姜水：*250 克红糖加 150 克生姜煮 30 分钟，分成 7 份，从月经结束后的第二天开始，连服 7 天，可起到暖宫的作用。

*好孕汤：*当归 50 克，金银花 15 克，红枣 10 颗，黑豆 1 把，红糖 100

克，去壳后的熟鸡蛋 3 ～ 5 枚。将当归、金银花用纱布包好，和鸡蛋、红枣、黑豆、红糖、三碗水一起煮成一碗水，去当归、金银花即可食用。在月经第一天服用，可起到暖宫的效果。

益母当归煲鸡蛋：益母草 30 克，当归 15 克，鸡蛋 2 个。将药材用清水两碗煎制成一碗，用纱布滤渣，鸡蛋煮熟冷却后去壳，插小孔数个，用药汁煮片刻，饮药汁，吃鸡蛋，每日吃 2 个，1 个月为疗程。经常食用可以调经养血，增加卵子的排出，提高受孕功能。

枸杞茶：直接将枸杞子和红枣放入玻璃杯中，以开水冲泡服用，或者用水煮沸后服用，可起到促排卵的效果。

莲肉白果粥：莲子肉 30 克，白果 15 克，胡椒 5 克，糯米 100 克。将莲子肉、白果、胡椒捣碎，和糯米一同放入砂锅，加水适量，煮粥，空腹代替早餐，可提高卵子质量。

红小豆粥：红小豆、粳米各 100 克。先把红小豆煮烂后加入粳米同煮成粥，加适量白糖调味，代替早餐。每周吃 1 次即可，可让卵子更健康。

猪肝菠菜汤：菠菜 500 克，猪肝 150 克，油、猪骨汤各适量。猪肝要先用清水浸泡 2 小时左右（期间更换清水几次），切片，再用清水浸泡 30 分钟，然后再洗净，放入预先煲好的猪骨汤里，煲 30 分钟，放入焯过的菠菜（去草酸）及适量油，盖锅盖，大火煮沸后即可食用，可补充铁，给卵子提供所需养分。

红酒炖雪梨：雪梨 2 个，红酒 300 毫升，冰糖 1 块。红酒加入冰糖，中火煮开，放入去皮、去核的雪梨块，再小火煮 20 分钟即可食用。红酒中的多酚会让卵子更健康，而煮沸的过程会让其中的酒精挥发掉，防止摄入过多酒精。

鲫鱼豆腐汤：鲫鱼 1 条，豆腐 200 克，盐 2 克，白胡椒 2 克，料酒 1 小勺，油、葱、姜各适量。鲫鱼去鳞和内脏，抹上料酒，用盐腌渍 10 分钟，用少量油煎至两面金黄，加入适量水，没过鲫鱼，再加入葱段和姜片，烧至汤汁变白，加入豆腐，转小火慢炖，至汤汁浓稠，加少量盐和胡椒粉，再炖 10 分钟即可食用。豆腐中含大量植物蛋白，让卵巢更结实、卵子更健康。

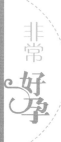
6. 准爸爸想要高质量的精子，试试这些食物

人类的性生活是生命活动的一部分，饮食可影响人体的生命活动，同样也可影响性生活，其中包括对生殖细胞——精子的影响。所以对于备孕期的准爸爸们来说，只要稍微调整一下饮食结构，即可起到提高生精功能、提高精子质量的效果。

说到这里，我想起一个很有意思的病例。有个朋友的儿子在我的建议下开始很认真、严肃地对待备孕的事情。有一次，我们去郊区烧烤，小男孩非常熟练地抱来了一盆羊腰子，很专业地烤了起来。谁知烤好后，他并没有分给大家，而是自己坐在一边吃了起来，他的表情随着空签子的增多而变得痛苦起来。

朋友偷偷告诉我："这孩子最近着魔了，每天都吃好多腰子，我都担心他吃出病来。"

我诧异地问："为什么？"

朋友苦恼地说："还不是为了要个娃娃，他说要备孕，所以吃啥补啥，吃腰子就能让自己的种子变得强悍一些。"

我傻眼了足有一分钟才反应过来，立马上去劝阻男孩。运用饮食来提高精子质量这原本没错，但最关键的是饮食结构的平衡，盲目地相信偏方，只能让自己越走越远。

说到运用饮食来调补精子，首先就要了解精液中的有关营养成分。精液中的主要成分有蛋白质、精氨酸、维生素、微量元素等。所以，调补精子要依次而进补。

进食一些优质蛋白质与精氨酸食品

优质蛋白质是形成精液的主要原材料。含高蛋白质的食品有瘦肉、猪脊髓、狗肉、牛羊肉、鸡鸭、蛋类、鱼虾、豆制品等。精氨酸是产生精子的必要成分，缺乏时可以发生少精症。含精氨酸的食物有鳝鱼、黑鱼、海参、蹄筋、豆制品、瘦肉、泥鳅、芝麻、山药、银杏、花生仁、葵花子、榛子等。如海参自古被视为补肾益精、壮阳疗痿之珍品。

注意补充各种维生素

维生素类有为精子提供原料、促进精子生成、保护性器官不受侵害等作用。其中维生素E与生殖系统关系最为密切，具有防止性器官老化，使空虚的输精小管再生，以及增强精子活力的多种作用。含维生素E的食品多在加工中被破坏，故可服其制剂，如维生素E胶丸等。其他维生素富含于大众蔬菜之中。

也有研究证明，提高精子质量与精囊中所含果糖的数量有关。如果精液中果糖含量低，容易引起死精症。而果糖在蜂蜜及各种水果，如梨、苹果、葡萄、菠萝、甜橙中含量尤丰。历代中医推荐的益精、壮阳、填精之品，如河虾、雀肉、牛肉、狗肉、鱼鳔、核桃及韭菜、枸杞子等也可选食。

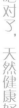

增加各种矿物质，特别是锌的摄入量

锌是精子代谢必需的物质，男性的睾丸、前列腺、精液本身都含有很高浓度的锌，锌的长期摄入不足，将会造成精子稀少和睾丸萎缩。高锌食品以贝壳类动物为主，如牡蛎、虾、蛤、贝类，及动物肝、胡桃仁、牛乳、豆类、麸皮及莲子等。牡蛎肉中锌含量居众物之冠，适量摄入有助于精子的核酸与蛋白质代谢，并能提高性能力。瘦肉中的含锌量也不可小觑，120 克瘦肉中含锌 7.5 微克。但是，每天锌的用量绝不能超过 15 微克，因为过量服用锌会影响人体内其他矿物质的吸收。

钙元素对精子的运动以及在受精过程中起着举足轻重的作用。如果男性缺钙，会使精子运动迟缓，精子顶体蛋白酶的活性降低。所以男士也应注意多摄食些富含钙的食物，如牛奶、豆制品、鲢鱼、排骨汤、紫菜、虾皮、海带、裙带菜、金针菜、香菇、芥菜、香菜、甜杏仁、葡萄干等。

镁有助于调节人的心脏活动、降低血压、预防心脏病、提高男士的生育能力。含镁量较多的食物有大豆、马铃薯、核桃仁、燕麦粥、通心粉、叶菜和海产品。男士早餐应常吃加牛奶的燕麦粥和香蕉。

适当增加一些富含性激素的食物

如羊肾、猪肾、狗睾丸、牛鞭、鸡肝的摄入，能促进精原细胞分裂和成熟，对生精很有益处。

提高精子质量的饮食原则最关键的是平衡，这个平衡吃再多的羊腰子也绝对提供不了，民间传说的吃羊腰子能让精子强悍的偏方也只是片面的，我们要做的是通过合理的饮食，均衡营养，再选择一些能让精子质量提高的食物，如此，才是备孕期准爸爸们最科学的备孕期饮食方案——也就是"如何吃"。

中医推荐可以提高精子活力的食材

当然，中医理论对可以提高精子活力的食材及其作用又有另一种诠释，我们可以吃一些。

枸杞子：枸杞子又名枸杞，含有胡萝卜素、维生素 B_1、维生素 B_2、烟酸、维生素 C、维生素 E、多种游离氨基酸、亚油酸、甜菜碱、铁、钾、锌、钙、磷等成分。中医认为：枸杞子味甘，性平，入肝、肾、肺经，有滋补肝肾、益精明目、和血润燥、泽肤悦颜、培元乌发等功效，是提高男女性功能的健康良药。可用于治疗肝肾阴虚、头晕目眩、视物昏花、遗精阳痿、面色暗黄、须发枯黄、腰膝酸软、阴虚劳嗽、老人消渴等症。现代医药学研究发现，枸杞子有增强机体免疫功能、增强机体抵抗力、促进细胞新生、降低血中胆固醇含量、抗动脉粥样硬化、改善皮肤弹性、抗脏器及皮肤衰老等作用。常服枸杞子，可延缓衰老、美肤益颜及提高性功能。枸杞子有兴奋性神经作用，性欲亢进者不宜服用。

　　荔枝：荔枝含果胶、苹果酸、柠檬酸、游离氨基酸、果糖、葡萄糖、铁、钙、磷、胡萝卜素以及维生素 B_1、维生素 C 及粗纤维等成分。中医以为，荔枝味甘，性温，有补益气血、添精生髓、生津和胃、丰肌泽肤等功效。既是健身益颜的保健水果，又可用于治疗病后津液不足及肾亏梦遗、脾虚泄泻、健忘失眠诸症。现代医学研究发现，荔枝有改善人的消化功能，改善人体血液循环，故有润肌美容作用；荔枝可改善人的性功能，用于治疗遗精、阳痿、早泄、阴冷诸症，并可改善机体的贫血状况以及肾阳虚而致腰膝酸痛、失眠健忘等症。

　　羊肾：羊肾又名羊腰子，它含有丰富的蛋白质、脂肪、维生素 A、维生素 E、维生素 C、钙、铁、磷等。中医认为，其味甘，性温。有生精益血、壮阳补肾功效。

　　麻雀肉：麻雀肉含有蛋白质、脂肪、碳水化合物、无机盐及维生素 B_1、维生素 B_2 等。据《增补食物秘方》记载，雀肉能"补五脏，益精髓，暖腰膝，起阳道，缩小便，又治妇人血崩带下。"祖国医学认为，雀肉能补阴精，是壮阳益精的佳品，适用于治疗肾阳虚所致的阳痿、腰痛、小便频数及补五脏之气不足。雀肉烧熟食或酒浸饮，有温阳作用。对阳虚、阳痿、早泄、带下症等有较好的疗效。雀卵和雀脑亦有较好的补益作用。雀脑补肾利耳，熟食能治男子阳痿、遗精等症；雀卵有助肾阳、补阴精功效。

对治疗阳痿、腰痛、精液清冷症有效。雀肉大热，春夏季及患有各种热症、炎症者不宜食用。

无论哪种诠释，总之，这些类型的食材对提升精子质量有一定的作用，但我还是要重申，无论它的效果如何显著，饮食结构的平衡才是最重要的关键。因为人是一个复杂的有机体，某种元素补充过多，都会破坏其整体平衡，起到反作用。

7. 想使精子强壮，推荐 6 款食疗方

比较常见的强壮精子的食谱我也推荐几个。

炖猪腰：猪腰子 2 个，杜仲 30 克，核桃肉 30 克。将猪腰切开去腰臊洗净，与杜仲、核桃仁同煮，炖熟后拣出杜仲、核桃肉蘸少许细盐食用。补肾助阳，强腰益气，凡因肾气不足而引起的腰痛、乏力、胃寒、肢凉、小便频数、视物不清、阳痿、遗精等症者，可辅食。

巴戟二子酒：巴戟天、菟丝子、覆盆子各 5 克，米酒 250 克。将巴戟天、菟丝子、覆盆子用米酒浸泡，7 天后可服用。适用于肾虚所致精液异常、滑精、小便频数、腰膝冷痛等症。

银耳化液汤：甲鱼 1 只，知母 10 克，黄檗 10 克，天冬 10 克，女贞子 10 克，银耳 15 克，生姜、葱、味精少量。用开水将甲鱼烫死，揭甲，去内脏、头、爪。把甲鱼肉放入锅内，加水、姜片、葱段，用大火烧开后，改小火煨，至肉将熟时放入银耳及药袋（袋内装知母、黄檗、天冬、女贞子），

甲鱼肉烂时出锅，加味精，吃肉饮汤。滋阴化液，治精液异常。

核桃枸杞粥：核桃仁50克，枸杞子15克，粳米适量。将核桃仁捣碎，粳米随食量而定，淘净，加枸杞子，水适量煮成粥，常佐餐食用。适宜于肾虚精液异常，性神经衰弱，及小便余沥不净、小便白浊等症。

益气促精汤：人参15克，黄芪20克，水发香菇15克，山药20克，麻雀脑5个，母鸡1只，精盐、料酒、葱、姜、味精适量。母鸡收拾干净与麻雀脑，同放锅内水煮，待七成熟时，加黄芪、山药、香菇、葱、姜、精盐、料酒，用小火煨烂为止。人参用开水泡开上屉蒸30分钟，喝汤吃肉嚼人参，可益气促精，适宜于精液异常患者，可增强精子活力。

芡实茯苓粥：芡实15克，茯苓10克，大米适量。将芡实、茯苓捣碎，加水适量，煎至软烂时，再加入淘净的大米，继续煮烂成粥。适宜于精液异常患者食用。

8. 天然助性食物，让精子和卵子完美结合

我在门诊中经常碰到由于想要孩子，夫妻间的性爱都变成了例行公事，双方的注意力都被会不会怀上而吸引，忽略了性爱的乐趣。甚至在采取性爱体位时，出发点也由"如何更快乐"变成了"如何能怀上"。

然而，英国一项最新的研究证明，性爱质量和生育能力挂钩，即感情越好，性爱感受越强，怀孕概率越大，生育的子女质量越高。

事实上，我国古代就已经有了"情深婴美"的理论，隋代医学家巢元方认为，夫妻间有和谐的性生活，并能在静谧舒适的环境下进行，双方心

情舒畅、情感深厚，同时达到高潮，就能在精血旺盛时怀孕，此时孕育的宝宝一定是健康长寿、聪明伶俐。

从男性角度来说，在性交中，男性通常产生 2.5 亿个精子。但如果在比较完美的性爱中，完全兴奋起来的男性，其射出的精液中精子数会比平常多 10%，而且精子活力也更好，那就等于多排出 2 500 万个精子，这不仅意味着有更多的机会和卵子结合，而且精子的"战斗能力"也会更强，创造出新生命的概率也会升高。

从女方角度来说，完美性爱可以使女性达到高潮。此时，其体内压力的巨大变化，会诱发肌肉剧烈收缩，有助于把精子"吸入"子宫颈，帮助精子进入子宫，进而增加怀孕的概率。同时，女性高潮期间释放的催产素，还能帮助精子更顺利地与卵子结合。

因此，性爱的质量不仅与怀孕的概率有关也与优生息息相关。但有人就犯难了，备孕期不能用催情的药物，又要选择更利于怀孕的体位，对于很难到达性高潮的女性来说，想要享受到性爱的极致则更是难上加难。事实上，我们生活中有很多食材天然就是助性的良品。

富含维生素 E 的食物：维生素 E 被认为是一种性维生素，食物来源有麦芽油、坚果、小麦、小米和芦笋等。严重缺乏维生素 E 会导致阴茎退化和萎缩、性激素分泌减少并丧失生殖能力。常吃富含维生素 E 的食物能预防并改善这种状况。

黑大豆：又名黑豆，乌豆。含有丰富的蛋白质、异黄酮类物质及胡萝卜素、烟酸，维生素 B_1 等。其中的异黄酮物质具有雌激素样作用。其性平，有补肾益精，护肝，明目的作用。现代医学证明，黑豆有提高女性性欲及美化皮肤的功能。

苹果：苹果受充足的阳光照射形成的红色色素，可使性激素的分泌更旺盛，让男性更具有阳刚之气，让女性变得更有女人味。

眉豆：含有植物蛋白、维生素 B_1、烟酸、粗纤维及钙、磷、铁等。其性平，有健脾肾、益气调中功效。女子常食，可预防妇科病，调节性功能。

芦笋：许多食物被冠以"催情药"的美誉，是因为它们"形似"，芦笋就是一个很明显的例子。不过现代研究显示，它不但外形类似，营养成分也相当出色。芦笋富含维生素 E，可以促进性激素的分泌，对健康的性生活起着至关重要的作用。

韭菜：又名起阳草、壮阳草、长生韭，是一种生长力旺盛的常见蔬菜。为肾虚阳痿、遗精梦泄的辅助食疗佳品，对男性阴茎勃起障碍，早泄等疾病有很好的疗效。但现在韭菜的种植周期中大量使用农药，农药残留很难被去除，所以，除非是安全的绿色蔬菜，否则还是要适量，以免适得其反。

辣椒：辣椒中的"辣椒素"可以刺激人体神经末梢，使心跳加快、情欲高涨。另外，有专家相信，吃特别辣的食物可以促进"内啡肽"的分泌，这种物质由大脑产生，能使人感到快乐和精力充沛，因此有助于创造"性福"生活。

大葱：葱一直被人们看作是爱情和性欲的化身。葱的营养十分丰富，它能良性刺激性欲。研究表明，葱中的酶及各种维生素可以保证人体激素分泌的正常，从而壮阳补阴。

芹菜：含有男性激素雄甾酮，有促进兴奋作用。最好的食用方法是削开表皮生吃。

紫苏叶：生吃，拌调味汁、沙拉、苹果醋等。有强烈气味，对催情有一些帮助。

洋葱：含刺激勃起中枢的物质。把半个洋葱捣碎拌生蛋黄，淋上酱油浇在热饭上吃，被认为是"强精食品"。

海产品：鱼、虾、贝壳类、海藻类食物。在古罗马时期，人们就发现，海产品是滋养性欲的理想食品，特别是鲨鱼肉，它作为性爱的"催化剂"至今仍享有盛誉。科学研究证明，海产品含有丰富的磷和锌等，对于男女性功能保健十分重要，有"夫妻性和谐素"之说。一般而言，凡体内缺锌者，男性会出现精子数量减少且质量下降，并伴有严重的性功能和生殖功能减退，而女性则发生体重下降、性交时阴道分泌液减少等症状。另外，海藻含碘量超过其他动植物。而碘缺乏或不足会导致流产、男性性功能衰退、性欲降低。因此，即便不能经常吃海鲜，也要经常吃些海带、紫菜、裙带菜等海藻类食物。

生蚝：肥美的生蚝是最被人熟悉的催情食物，西方男士更对生蚝的催情功效深信不疑。滑溜的生蚝带来微妙口感，其所含高浓度成分的锌已被证实对合成男性荷尔蒙极有帮助，一个小小的蚝几乎能满足男性一天所需的锌，而生吃是保留蚝内的锌的最佳方法。

鱼子酱：即鱼卵。正宗的鱼子酱指的是鲟鱼卵，以里海的鱼子酱质素最佳。鱼子酱含有丰富的蛋白质和激素，是很有效的催情食物。

甲鱼：又名圆鱼、团鱼、鳖。含有胶质蛋白、脂肪、碘、维生素 A、维生素 B1、维生素 D、烟酸、蛋白质、铁、钙、磷等营养素。其味甘而鲜美，性平。有滋阴补肾、益气补虚的功效。是女性的美容和妇科良药，对改善女性性功能，预防和治疗妇科疾病有较好的效果。女性常食可大补阴之不足，并可提高免疫机能，激发青春活力。

旱鸭：又名洋鸭、麝香鸭。富含丰富的蛋白质、维生素，其味鲜美，性微温，有温补肾阳，提高性机能之功效。可治疗因肾阳虚所引起的性冷淡。《本草纲目拾遗》指出："其性淫，雌雄相交，且必四五次，故房求用之；助阳道，健腰膝，补命门，暖水脏。"

鸽肉：鸽肉中含有丰富的蛋白质、铁、磷、钾等，含脂肪较少。其味鲜美，性平，有补肝肾、益气、添精血之功。《本草纲目》中说"鸽性淫易合，故名。凡鸟皆雄乘雌此特雌乘雄，故其性最淫。"女性常食鸽肉可调补气血，提高性欲。

羊肉：《本草从新》中说，羊肉能"补虚劳，益气力，壮阳道，开胃健力"。将羊肉煮熟，吃肉喝汤，可治男性五劳七伤及胃虚阳痿等，并有温中去寒、温补气血等功效。羊肾更有生精益血、壮阳补肾的功效，适用于肾虚者食用。

乌骨鸡：又名乌鸡、药鸡、黑脚鸡。含有维生素 B1、维生素 E、泛酸、蛋白质、脂肪等。其味鲜美，性平，有滋阴清热，补肝益肾之功。是成年女子的补益佳肴。《本草纲目》说它能"补虚劳，治消渴，益产妇，治妇人崩中带下，一切虚损"等症。女性常食能滋阴补肾阳，提高性欲望。

子母鸡：为未生蛋的小母鸡，含有丰富的蛋白质，维生素 E、B 族维生素、钙、磷、铁等。其味鲜美，性平，有滋阴润燥、补精填髓之功。营养缺乏而性欲较弱的女子最宜服用。

鸡蛋：鸡蛋是性爱后恢复元气最好的"还原剂"。鸡蛋富含优质蛋白，它是性爱必不可少的一种营养物质。它可以强元气、消除性交后的疲劳感，它在体内还可转化为精氨酸，提高男性精子质量，增强精子活力。中国自古就有洞房花烛夜吃鸡蛋的习俗。

鸽蛋：富含优质蛋白质、磷脂、铁、钙、维生素 A、维生素 B1、维生素 B2、维生素 D 等营养成分。具有改善皮肤细胞活力，增强皮肤弹性，改善血液循环，使面色红润等功效。中医认为，鸽蛋味甘，性平，具有补肝肾、益精气、丰肌肤诸功效。鸽蛋有提高性功能作用，性欲旺盛者及孕妇不宜食。

巧克力：巧克力不仅仅是一种使人快乐的食物。营养学家认为，巧克力所含的成分能稳定神经并有助开放感官，让人们更期待两性之乐。在西方诸国，自 15 世纪以来，巧克力就被视为激发性爱的营养食物，尤其是西班牙人，世代把它当作一种刺激性欲的药物。所以在做弥撒前，教堂内严禁食用巧克力。而它却是"情人节"能让情人们"性福"的最好礼物。

银杏：银杏可提高一氧化氮的浓度，这是一种神经介质，能舒张阴茎血管，促进勃起（心脏病者慎用）。

麦芽油：麦芽油含大量维生素 E，能推迟阴茎退化和萎缩，治疗性激素减少、生殖力下降。小麦、玉米、小米等都是含麦芽油丰富的食物。

果仁：性学专家发现，在某些经常吃瓜子的民族中，极少有前列腺疾病发生。这是因为瓜子中含有一种能影响男性激素产生的神秘物质。此外，小麦、芝麻、葵花子、核桃仁、杏仁、花生、松子仁等也对增强性功能有帮助。

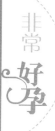

红酒：中医讲"辛甘养阳，酸甘养阴"，一杯红酒入腹，阴阳两补。适量的红酒可促进血液循环，促进体内能量的释放，能让情人们放松身心，更享受美好的夜晚。

蜂蜜：蜂蜜中含有生殖腺内分泌素，具有明显的活跃性腺的生物活性。

此外，凡富含维生素 B_1、维生素 B_2、维生素 B_6 的食物如豆类、谷类和奶酪，以及富含锌、镁、锰等矿物质的食物如牡蛎、坚果、菠菜、番瓜等，都是能增强性功能的保健营养食品。辣椒、桑葚、蘑菇、黑麦饼、驴肉、狗肉等在这方面也不逊色。

9. 准妈妈性欲不佳，试试这些食疗方

有很多女性受多方面因素影响缺乏性高潮，这除了急切想要升级做母亲的压力外，也与下元虚冷、寒气凝结，或肾阳虚衰、风冷之邪乘虚侵入等有关，这里，我也推荐一些可以提高准妈妈性欲的食疗方。

虫草炖鸡：冬虫夏草 4 枚，鸡肉 300 克，共炖，煮熟后食肉喝汤。

豆豉羊肉：羊肉去肥油，蒸熟或煮熟，切片，加蒜、姜、豆豉、葱、茴香、酱油等调料拌食。

麻雀粥：麻雀 3～5 只，去毛及内脏，切碎炒熟，与大米同煮粥，加葱、盐和调味品，空腹服食。

鲜虾豆腐：鲜虾 15 克，豆腐 3 块，加葱白、姜、盐、炖熟食用。

韭菜虾仁：虾肉 50 克，用水泡软。锅中放油加热后，与切好的韭菜 250 克同炒，炒熟后加盐等调味品食用。

羊肾苁蓉汤：羊肾 1 具，去筋膜，加肉苁蓉（酒浸切片）、枸杞子各 15 克，共煮汤。加入葱白、盐、生姜等调味品，吃羊肉，饮汤。

枸杞炖乳鸽：枸杞子 30 克，鸽子 1 只（去毛及内脏），放炖盅内加水适量，隔水炖熟吃，吃肉饮汤。

黑豆炖狗肉：狗肉 250 克，黑豆 50 克，加八角、茴香、桂皮、陈皮、草果、生姜、盐、味精等，同炖，食狗肉，饮汤。

酒酿公鸡：公鸡 1 只去内脏，切块，加油和少量盐放入锅内煸炒一会，盛大碗加糯米酒 500 毫升，隔水蒸熟食之。

枸杞子炖仔鸡：枸杞子 30 克，500 克重以下的子公鸡 1 只，除去毛，内脏洗净。用 50^0 以上的白酒 50 ～ 100 毫升，加盐同炖，食肉饮汤。

苁蓉羊肉粥：取肉苁蓉 20 克，洗净切薄片；精羊肉 150 ～ 250 克，洗净切碎；大米 100 克洗净。同煮粥食用。

以上食疗方可供性欲冷淡的女性食用。经常服用，定会取得效果。

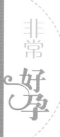
10. 八大类禁忌食物，准爸爸、准妈妈要少吃

　　我记得有一次一位母亲陪女儿来做孕前咨询，在我提到备孕期应该注意饮食结构时，这位与我年纪差不多大的母亲马上打开了话匣子："我说你们大夫就是喜欢故弄玄虚，孩子们没什么事，就该吃吃，该喝喝呗，哪有那么多的禁忌？我们年轻那时候谁想着怀个娃还要准备？准备啥呀，稀里糊涂就进了洞房，等知道怀孕都3个月了。这孩子也就是念了几天书，非要来做孕前咨询，要我说，咨询啥？家里的小猫小狗不也一窝一窝地生？……"

　　女儿很快打断了母亲的长篇大论，很认真地向我道歉："大夫我妈妈就这嘴不好，您别往心里去，还请您给我说说准备怀孕前应该怎么做？什么能吃，什么不能吃。"

　　事实上，这也是备孕的关键，之前我说了很多备孕期应该吃什么，那么现在我再来说说什么食物不利于怀孕。其实，这个原则很好把握，我一再强调的是注意营养均衡，那也就意味着没有营养的垃圾食品和对我们有伤害的东西应该拒绝摄入。

　　备孕期间的饮食原则是：食物结构要合理，要易消化、易吸收，减少营养损失，合理加工烹调，主食、副食合理搭配。

这些食物尽量不要吃

腌制食品：腌制食品中都含有大量的亚硝酸盐、苯丙芘等，对身体很不利，那么作为备孕期的准爸爸和准妈妈，为了保证给未来的宝宝提供健康的精子和卵子，特别是一些过敏体质的女性，对于这类食物更应该避免食用，以免对胎儿造成不可逆转的影响。而且经过研究发现，在怀孕期间吃腌制的食品，可能会导致出现流产、早产等情况，甚至还会造成胎儿畸形。

富含咖啡因的食品：在备孕期间夫妻一定要避免吃含有咖啡因的食物。如果过量的饮用咖啡、茶以及其他含咖啡因的饮料和食品，不仅会影响到女性的生理健康，也会影响到男性的精子质量。研究发现，咖啡因可以在一定程度上改变女性体内雌、孕激素的比例，同时还会间接地抑制受精卵在子宫内的着床和发育。而对于男性，少量咖啡能提神，促进性欲，但喝多了，会影响副交感神经，从而造成性欲降低。

罐头食品：罐头食品在生产过程中通常都会加入大量的添加剂，如人工合成色素、香精、防腐剂等。而且罐头食品营养价值并不高，经高温处理后，食物中的维生素和其他营养成分都已受到一定程度的破坏，经常食用会影响身体的营养均衡，从而影响精子和卵子的质量。

酒精类饮品：酒的主要成分是乙醇，乙醇能使男性身体里的儿茶酚胺浓度增高，血管痉挛，使睾丸发育不全，甚至使睾丸萎缩，生精功能就会发生结构改变；女性饮酒过量可导致月经不调、闭经、卵子生成变异、无性欲或停止排卵等。同时，研究发现饮酒是造成婴儿畸形和智力迟钝的重要原因。这是由于酒精可以在没有任何阻碍的情况下通过胎盘而进入胎儿体内，使得胎儿体内的酒精浓度和母体内酒精浓度一样。并且酒精对大脑和心脏的危害非常大，如果女性在孕期饮酒的话，其宝宝的智商会低于一般水平，同时还会出现反应迟钝、智力低下等情况。同时，泌尿外科有个非常著名的小鼠实验，即给实验鼠每天灌白酒，两周后观察，小鼠的睾丸出现了不可逆的损伤。酒精可以穿过睾丸直接伤害精子，使精子数量减少，活力降低，畸形精子、死精的比率升高。

油炸食物：薯条、薯片、油炸糕点等食物不仅难以消化，而且含有致癌物质，影响身体健康。吃太多这类食物容易导致肥胖，还会影响男性性功能，使女性出现内分泌失调等问题。

棉籽油：长期食用毛棉籽油，可使人患日晒病，晒后全身无力或少汗，皮肤灼热、潮红、心慌气短、头昏眼花、四肢麻木、食欲减退。更严重的是对生殖系统的损害。男性短期内精子全部被杀死，并逐渐从精液中消失；女子则可导致闭经或子宫萎缩。故育龄夫妻不宜长期食用。

药物：在正常情况下，睾丸组织与流经睾丸的血液之间有一个防护层，医学上称为血生精小管屏障。这一屏障可阻止血液中某些物质进入睾丸。但很多药物却能通过血生精小管屏障，影响精卵健康结合。而药物对卵子及胎儿的影响也不容小觑，因此，在备孕期与孕期，准妈妈应该谨慎用药，准爸爸应保证在备孕期谨慎用药。

人工污染食品：食物从其原料生产直至食用前的全过程中，会经历很多必需的环节，可能会不同程度地受到污染，给人的身体带来危害，从而影响精子和卵子的质量。因此，应在饮食上把好关，防止食物污染，应尽量选用新鲜、天然食品，避免食用含添加剂、色素、防腐剂的食品；蔬菜应充分清洗干净，水果最好去皮后再食用，以避免农药污染。

除此之外，准爸爸和准妈妈因为角色不同，还分别应该有所忌口。

准爸爸禁忌的食物

豆类 哈佛大学乔治•查瓦罗博士2000—2006年跟踪调查了99名男性，结果发现，每天都吃大豆制品的男性，每毫升精液中只有4 100万个精子，明显低于少吃大豆制品的男性。所以一周吃三次以下，每次只吃100克就能避免这种情况的发生。

高蛋白肉类食物：大多数的年轻男士都比较偏爱肉食，虽说精子的生成需要优质蛋白质，但如果肉类食物一旦摄入过高，难免会造成维生素摄入不足，这样容易形成酸性体质，影响受孕。

葵花子：葵花子的蛋白质中含有抑制睾丸成分，能引起睾丸萎缩，影响正常生育功能，男性不宜多食。

　　大蒜：大蒜有明显的杀灭精子的作用。男性如食用过多，对生育有着
不利的影响，故不宜多食。

　　芹菜：芹菜有抑制精子生成的作用，从而使精子数量下降，出现阳痿。
常吃芹菜可致男性精子数量减少，但停吃16周后，又可恢复到正常精子量。

　　啤酒：精子在与卵子接触时会释放出某些物质突破卵子的外层薄膜，
钻进卵子使其受精。啤酒中含有类激素的化学物质，精子只要接触到极少
量这类化学物质，就会过早消耗能量，失去穿破卵子外层薄膜的能力，使
精子与卵子的结合率下降。

准妈妈禁忌的食物

　　高糖食品：备孕期间，准妈妈要特别注意，尽量避免吃高糖的食物，
以免引起糖代谢紊乱，甚至成为潜在的糖尿病患者。怀孕后，如果孕妇继
续保持着吃高糖食物的习惯，就会出现孕期糖尿病。孕期糖尿病不仅会危
害孕妇本人的健康，同时还会严重地影响到体内胎儿的健康发育和成长，
严重的话还有可能会导致出现早产、流产或死胎。

　　胡萝卜：众所周知，胡萝卜营养丰富，含有丰富的胡萝卜素、多种维
生素以及对人体有益的其他营养成分。然而美国妇科专家研究发现，女性
过多食用胡萝卜后，摄入的大量胡萝卜素会引起闭经和抑制卵巢的正常排
卵功能。因此准备怀孕的女性也不宜多吃胡萝卜。

　　烤肉：有发现喜欢吃烤肉的少数女性生下的孩子患有弱智、瘫痪或
畸形的可能性更大。经研究发现，这些女性和其所生的畸形儿都是弓形
虫感染的受害者。当人们接触到感染了弓形虫病的畜禽后，并吃了这些
畜禽未熟的肉时，就容易被感染弓形虫。因此准备怀孕的女性也应少吃
烤肉及生肉。

小结：精子和卵子的健康是可以吃出来的

备孕是一个很奇妙的过程，同样一种食物，对于某些人的影响巨大，但对于另一些人却毫无影响，比如说备孕期究竟应不应该拒绝辛辣就备受争议。四川的很多女性一生都吃辛辣，甚至一日三餐不离口，但对其后代基本没有什么影响，而一些女性则对辛辣的佐料，如桂皮这样的佐料都会产生不良反应。

现在网络上对于备孕期间的饮食禁忌颇多，但很多都比较片面，备孕的禁忌只应该从是否会影响精子和卵子质量，及怀孕后孕妇是否会出现不良状况等方面考虑，怀孕是一个轻松的过程，应放松心情，不要有太多顾虑，只需在饮食上坚持结构合理的原则，若个体出现差异则再针对个体进行不同的调理，不要道听途说，徒给自己和家人增加心理压力。

备孕、怀孕，是人生最美好的一段过程。

第五章

找准排卵期，选取最好的怀孕时机

仍有很多女性不会测算排卵期，即使用了基础体温测试法、阴道黏液变化观察法等方法，在排卵期怀孕失败的案例比比皆是。

据美国生物学家统计：即使是身强力壮的年轻新婚夫妇，尽可能频繁地做爱，他们在每个月经周期中可以受孕的概率也只有28%，受孕率非常低。

对于想要怀孕的夫妻来说，学会测算排卵期，成为了一门非常重要的功课。

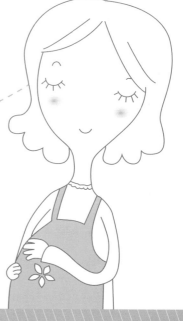

1. 月经周期测算法，这是最简单的方法了

"余阿姨，这个月又没怀上，是不是有什么问题啊？"朋友的儿子再次打来电话，声音里透着担忧。

"心情要放松一点，双方身体既然都没有问题，可能是你们太紧张了。"

"是紧张啊，父亲去世得早，母亲天天盼着、问着，我们顶着很大压力呢。不过……我们想先放一放，我有点扛不住了。"男孩子的语气里透着羞涩。这是一个 35 岁的大龄男青年，一直从事技术类的工作，常常显露出与年龄不符的青涩与单纯。

"这原本就是不能着急的事，再等几个月，如果还怀不上就再做一次检查吧。"我安慰他道。他爱人 28 岁，两人都做过全面的孕前检查，没有任何问题，结婚 3 年来也一直采取的是避孕套避孕，应该不会有太大问题。

"我们想休息一段时间，每个月排卵期那几天，连续奋斗五六天，我真撑不住。请您给我母亲做做工作好吗？"男孩很害羞地低声请求我。

啊？五六天连续奋斗？这是什么情况？我惊愕地说："为什么要连续奋斗五六天？"

"排卵期不是 10 天吗？但我们实在扛不住，只能坚持五六天。"他更加羞涩地阐述着，声音也越来越低，仿佛怀不上孩子是他的错一样。

我不禁笑了，原来，这件事源于我没有说清楚。大约半年前的一天，他给我打来电话，支支吾吾了半天，也没说出一句完整的话来，凭着经验，

我笑着说："有什么难开口的事情啊？是不是老婆怀孕了不想要？我建议你第一胎还是能留下就留下吧，不然……"

我话还没说完，他就很不好意思地说："余阿姨，不是这个……是……我们计划想要个孩子，想优生优育，想问问您……什么时候……那个……才好怀孕？"

"啊，这个啊！这有什么难开口的，"我告诉他："最简便的方法，你可以去买点排卵期试纸，药店、网上都有，可能也就2角钱一个，非常便宜，按照使用说明书，你应该就知道怎么用了。"因为这个男孩非常害羞，我尽量轻描淡写地告诉他最简便的方法。

男孩非常害羞地匆忙就挂了电话，可他拿到排卵期试纸后仍有些疑问，出于技术人员严谨的作风，他通过网络查阅了大量文章，得出排卵期是10天的结论。这个结论原本没有错，但接下来的事情却完全脱离了轨道。他爱人同他一样是个内向的人，他们一致认为在排卵期内应该不断"播种"才可以"收获"，于是，他们基本没有使用排卵期试纸，而从他们推算出的排卵期的第一天开始努力，这个月没有怀上，下个月更加努力，最后弄得这对朴实的夫妻疲惫不堪，直至产生暂时放弃怀孕的念头。

我听明白后，耐心地告诉他："卵子从卵巢中排出后15～18小时以内受精能力最强，并能维持受精能力达30小时左右；精子在阴道内虽然最长可生存4～5天，但具有较强受精能力的时间是1～2天，也就是说只有在女性排卵前后1～2天内同房，才有可能受孕。并且频繁的性生活会影响精子的质量和数量。两次性生活间隔的时间少于12小时，精液量和精子密度都将比平时减少一半以上；若间隔时间达到24小时，精子储备就会迅速增加。"

这次，我很认真地告诉他，这原本不是什么值得害羞的事情，请他们来我家一趟。

首先，我告诉他们根据月经周期推算排卵期的方法：月经周期规律的情况下，从下次月经来潮的第一天算起，倒数14天或减去14天就是排卵日。在此日期前的5天和后4天加在一起称为排卵期。

第五章　找准排卵期，选取最好的怀孕时机

我仔仔细细告诉他正确的方式与方法，这个大男孩与他娇羞的妻子懊恼的神色逐渐被恍然大悟的表情所代替。

3个月后的一个美丽清晨，我再次接到了这个男孩的电话。电话中，男孩的声音洋溢着满满的幸福与满足："余阿姨，我老婆怀上了，太谢谢您了！"

挂了电话，我自己也满怀喜悦，窗外鸟语花香，这真是一个美好的早晨。

出于好奇，我也在网上搜索了一下关于排卵期的文章，结果发现了各种答案。事实上，其中大部分对排卵期的诠释还是正确的，但每个读者的理解不同，所以出现了因为个体理解而发生误解的情况。

排卵是卵细胞和周围卵丘颗粒细胞一起被排出的过程。其实这个知识很多人在初中的生理卫生课上就已经学习了，但现在看来，教育意义并不是很大。如果月经周期准的话，女性的排卵日期一般在下次月经来潮前的14天左右。卵子自卵巢排出后在输卵管内能生存5～6天，以等待受精；男子的精子在女子的生殖道内可维持2～3天受精能力，故在卵子排出的前后几天里性交容易受孕，这段时间又叫易受孕期。

但对于不想要孩子的人来说，排卵期也就是危险期，为了保险起见，我们将排卵日的前5天和后4天，连同排卵日在内共10天称为排卵期，因为在排卵期内性交容易受孕，这段时间如果不想要孩子，那就要采取正确的避孕措施了。

因此，对于想要孩子的人来说，同房的日子越接近排卵日越好，而排卵日只是我们通常说的为期10天的排卵期中的一日，所以对于排卵日的判断就需要有其他方法来进一步确定；而对于想要避孕的人来说，连同排卵日在内的10天都应该采取有效的避孕措施，在此方法的基础上，还要拥有一个规律的月经周期，并不能按照上述方法一概而论。同时，高压力、生活不规律等很多因素都会影响月经周期及排卵日，因此，预测排卵期避孕法也不是最可靠的避孕方式。

事实上，有很多年轻人都在生殖健康知识上苦恼着，因为没有人能给他们更好的建议。中华民族的保守教育传统，总会让父母、老师们觉得那些性教育与生理卫生课有些难以启齿。记得女儿初三上生理卫生课时，一回家就开始埋怨老师和那些好奇的男生，我至今仍清晰地记得，她青春年少的小脸上写满了愤怒："猥琐，那些男生真猥琐，笑什么笑？想笑就别上课啊？老师也真是，连个月经都不敢讲，好像哪个女人没有来过似的，让我们自己看书，我们自己能看明白要老师干啥？"

好在我的女儿受我和她爸爸职业的影响，能够很冷静地对待月经来潮，很热心地帮助周围那些手足无措的女孩子们；也万幸，我的女儿能很正确地看待一个人的性成长，并努力让她周围的人能与她一样正确地去对待这些事情。可对于女儿成长的那个年代，这样的女孩在一群害羞保守的同龄人中，却显得是那么的格格不入，那么的"不知廉耻"，她走过了不能被人理解的心路历程。而我，在她的成长中，只能做一个默默无语的旁观者，因为当年的我也与很多父母老师一样，对这些事情难以启齿，只能看着她自己努力、挣扎，最终走向了一条健康而充满热情的人生之路。

相比我的教育，女儿在对她女儿的性教育上，却是那么坦然与自信，这也是令我感到庆幸和佩服她的地方，因为我像她这样年纪的时候，很难回答一个三岁的孩子"为什么我没有小鸡鸡？""我是从哪里来的？"等让成人手足无措的问题。女儿告诉我："这些问题孩子迟早是会好奇的，与其让他们去猜测，去道听途说，还不如一开始我就告诉她什么是正确的，就像吃饭、喝水一样，没有什么特殊的。"事实证明，我的外孙女现在已经能很坦然地对她姥爷说："我是女孩，没有小鸡鸡，不能让男孩看到我的小屁屁。"

性教育，只是一门知识，而不是一件让人难以启齿的事情。而那个给我打电话的35岁的大男孩也许正是缺少了这样正确的教育，使得他被一知半解的网络文章带离了正确的轨道。

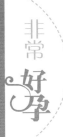

2. 基础体温测试法，生活规律的女生试试它

记忆中我的患者中曾经有个女孩，她清秀、羸弱，总是会让人对她产生保护欲，之所以我的记忆如此清晰，与有如此的评价，是因为她曾是我认识过的患者中最让我担心的孩子。

第一次见她，是在妇科门诊，当年21岁的她有着健康的皮肤与清澈眼神，第一眼看过去，我除了发现她有些焦躁之外，也对她的年龄产生了怀疑。她修长的身材丰满健康，皮肤纯净到仿佛透明，一张稚嫩的脸上写满了花季少女才有的美丽与阳光。可是，这个女孩却怀孕了，B超结果显示她年轻的子宫中已有一个40多天的小生命在健康成长。当天病人很多，我只是顺嘴问了一句："你21岁？""是！"她低声回答。

"不能虚报年龄哦，你有18岁吗？""真的21岁了。"她掏出了自己的身份证。我什么也没说，也没有习惯性地劝她第一胎最好不要打，因为她是一个人来的，无论什么理由，这个孩子她都不会要。这种事情门诊见多了。

然而，半年不到，我又一次在门诊看到了她，我忍了忍，仍然没有多说什么，只是告诉她这样频繁打胎对自己不好，她只是低着头，绞着手指，无言地坚持着自己的决定。可半年后又一次看到了她，之后的两个月后又见到了她。我作为一个女孩子的母亲，无论什么样的理由，都不能再听之任之，我有些气急败坏地让等候在一旁的其他患者都先出去，然后压着火气问："你父母呢？你男朋友呢？你既然不想要孩子，为什么不避孕？两年不到，打 4 个孩子，你究竟是咋想的？"这时候的女孩已经变了，她的皮肤已不再光洁，而是枯黄的，透出一种病态；她的头发也分叉、干枯，就连那修长的身材也显得瘦弱不堪。女孩低下头沉默着。我翻看她的病历，体重 43 千克，身高 165 厘米，血压 10.66/6.66kPa，她的整个生命已经面临破败，究竟是谁教育了这样的孩子，是谁祸害了她的健康？我忿忿地扔掉手中的笔，开始不受控制地指责她这种对自己不负责任的行为和对她不负责任的父母。

"其实您说的我都懂，可我自己也搞不清楚怎么就怀上了，我们有避孕的。"她忽然抬起虽然憔悴却依然清澈的眼睛，轻声打断了我非常规的歇斯底里。

"避孕？那为什么还会这样？"鬼才信呢。

"我是排卵期避孕。"她轻声补充。

"排卵期？"我终于冷静下来开始倾听。原来，她一直按照网上的方法算出排卵期，坚持每天早上同一时间监控阴道内体温，可问题还是出现了：她是在测出体温明显升高后才开始禁欲，她显然错了。他们是一对没有钱的小情侣，再加上不接纳女孩的公婆，不希望女儿过早结婚生子的父母，一次又一次，这对小情侣不敢告诉父母他们已偷尝禁果，只能承受伤害自己的结果。

我叹息不已，于是在女孩做完流产后，我在留观室里耐心、认真地告诉她应该怎么做，应该怎么保护自己，应该怎么样为自己考虑。说实话，这些话我从来都没有对自己的女儿说过，因为我总觉得以医生对患者的身份说总是要比母亲对女儿的身份说更加自然一些。

从此，这个女孩再也没有来过，不知道是她不敢再来面对我，还是她已经回到了正常的轨道，我一直认为是后者，因为我只希望是后者。门诊见多了各种患者，有因为怀不上而拉着我痛哭的，也有希望我把孩子拿掉而落泪的，而我最不喜欢看到那些因为错误的知识徘徊在错误的循环里的孩子。

其实，也许是因为这个孩子给我的印象太过深刻，当天的另一位患者也让我记忆犹新。

这个女孩走后，有另一位女孩让我看她的检查结果，我告诉她，有一个健康而充满活力的生命正在她的子宫中孕育生长。

女孩子哭了："谢谢大夫，终于怀上了。谢谢，谢谢！"一连串的感谢让我终于从之前的沮丧中解脱了出来。

这是一个结婚3年的小妻子，她一直没有怀孕，检查了很多项目，都没有结果。后来我仔细问过之后才发现，她丈夫经常加班熬夜，所以他们同房的时间经常是月初不太忙的时候，而这段时间正好是妻子的安全期，即使接近排卵期，性生活也因为丈夫的疲惫不堪而草草了事。于是，我连药都没有开，直接告诉他们正确的方法，建议丈夫休个长假，果然，一个月她就怀孕了。

排卵期是一个多么神奇的存在啊，它赋予了我们孕育生命的土壤，也赋予了我们伤害与错误，好在，我们的惊喜总是多过伤痛。女性们要想更好地了解自己，就先从了解正确的排卵期开始。

事实上，排卵期不光可以通过比较规律的月经周期测算出来，而且它在来临之时，与月经周期一样，也有很多明显的特征，只不过因为个体的不同，每个人的表现不同罢了。

那个屡次避孕失败的女孩子也选用了测算安全期的方法，只不过她用对了概念，却用错了方法。

女性排卵前为卵泡期，此时卵巢分泌雌激素，基础体温大多在 36.6℃ 以下波动，以排卵日体温最低。排卵后残存的卵泡细胞逐渐黄体化，形成黄体，并逐渐成熟。这样在一个有排卵的月经周期中基础体温的变化呈现双相型的曲线。

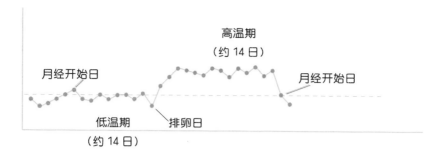

月经周期基础体温变化曲线

如果体温有规律的升降，月经周期前半段时间体温较低，到达排卵期时更低，然后随着黄体成熟，逐渐上升到峰值（比基础体温高0.3～0.5℃），则有排卵的可能。在出现高温的第4天肯定已经排过卵，而且卵子已经死亡。从此时起至下次月经前性交是安全的，有些人基础体温呈阶梯式上外，需数日才达顶点，这就很难计算排卵的具体时间。

如果生活不规律，常上夜班的女性，我并不建议用基础体温测排卵。因为基础体温要求在规律的生活方式下定时、定点的测试，它只是一个间接估算排卵的方式。若体温测不准则更无法推算排卵日期了。

测量体温的方式方法也是一个关键的因素。当人体处于完全休息状态，排除精神或一切客观因素干扰时，测出的体温称基础体温。测量应该在早晨醒来尚未有任何活动时测最为恰当。具体的做法就是，每天早上醒后，自己测基础体温，并建立一个表格记录体温的变化状况，一个周期后，你就可以从起伏的体温线判断出是否排卵，而最低体温的那天可能是排卵日。这种测试方法需要多次反复测试，并仔细记录图标，然后进行分析。

但因为个体体质的不同，体温也有多种情况，我们可以制作一个月经周期的体温图标，根据基础体温曲线图，大致可以判定自己的身体状况以及是否有排卵等。如果是正常排卵，低温期与高温期是很明显的。

但若卵巢功能不良，没有排卵也没有黄体形成，也就没有黄体酮（黄体激素）影响体温调节中枢，基础体温不会升高，体温将持续低温。

如果女性的基础体温上升缓慢的话，并且超过3天还没有达到36.9℃

以上的话，这个状况就是由于女性黄体功能产生的缓慢和不足导致"爬坡式"的基础体温。而基础体温高温不足 12 天的话，就是女性的黄体功能维持的时间不足，这往往是黄体功能低下的表现之一。另一方面，如果基础体温在高温期间体温高低不平且悬殊比较大，有可能是黄体功能不足而导致的"马鞍式"体温。

所以，通过监控不仅可以得知排卵期，也可以得知卵子的质量。如能坚持每天清晨定点静卧测量基础体温，就能根据体温的变化寻找出自己的排卵日期。需要注意的是，体温升高是在排卵后才会发生的事情，而不是排卵前的征兆，否则，21 岁女孩不会徘徊在错误循环内持续两年之久，她一直是在体温升高后才开始避孕，显然为时晚矣。因为精子可以在阴道内存活一段时间，所以等测试出体温偏高后再避孕则会有很大的风险。而需要怀孕的人则也是同样的道理。

3.B 超监测法，可以说是最准确的方法了

知识的储备对于现代人来说非常重要，但太多的知识也会干扰自然生育理念，我在门诊上就曾见到过这样一对高学历的夫妻。

他们丁克多年，在获得事业成功后决定要一个孩子。显然，他们来找我时已经研究了很多资料，关于备孕知识非常了解，甚至对于数据及知识原理比我还要轻车熟路。从一进诊室，都是夫妻俩在说，仿佛今天的问诊是他们在对我普及备孕知识一般，最难得的是，他们的用词准确、知识储

备又异常专业，让我有点哑口无言的感觉。

对于这样的患者，相信很多临床医生都是心怀畏惧的，所以，我也想尽快结束与他们的谈话，于是便有点小心翼翼地问："那么，请问二位今天来找我的目的是什么？"我想，只要见过他们的医生，都会有种不知道他们所为何来的感觉，因为你将要告诉他们的内容他们早已一口气全告诉了你，医生仿佛变成了学生。

"哦！"丈夫貌似反应过来了他们的喧宾夺主，"我们来找您想跟您约一下 B 超。"

"B 超？有哪里不舒服吗？之前有过宫外孕吗？"我些微有些诧异，按理说，他们早已做过孕前检查，B 超检查就在其中。

"那倒没有，是这样的，"妻子接过了话题，继续开始对我这个妇产科大夫的"知识普及"，"我们查了相关资料和专家的论文，最后发现，测排卵期最准确的方法是 B 超监测法，所以想约到一个系列的 B 超检查，最好能连续多天，以便能监测出排卵日。"

嚯，我的脑子真的有点不够用了，问："测排卵期的方法有很多，为什么非要用这种方法呢？费用不小不说，你自己也折腾啊？"

"哦，"妻子继续说，"因为我们查的相关资料显示，在女性排卵日当日同房，并同时到达性高潮，当然，男方早一秒钟更好，这时候不仅容易受孕，生的孩子也最聪明。其他的排卵期测算法都很难判断出排卵日，所以我们还是决定用 B 超法。"

"好吧，我想我是明白二位的意思了，但是我觉得二位可能理解错了一个概念。B 超监测法无疑是监测卵子发育状况最准确的方法，但 B 超监测也有一个很大的不足，就是它只能判断出是否有一颗很合格的卵泡躺在那里，但这个卵泡是不是一定能排出，什么时候可以排出是否就不得而知了。因为要使这个成熟卵泡排出卵巢还需要黄体生成素高峰的出现，而这个高峰 B 超是监测不出来的。"

"这个我们当然是知道的，"女孩子不无得意地说，"所以我们要求每天来做一次 B 超，假如发现那个健康的卵泡不在卵巢里了，那它一定是

115

第五章 找准排卵期，选取最好的怀孕时机

已经排出，这时候我们赶回家马上同房不是正合适吗？"

好吧，我彻底被惊到了，甚至有些词穷，都不知道该如何跟他们谈话。

在目前所知的所有测排卵的方法中，最为准确的是 B 超监测法。它不仅可以测出两侧卵巢中是否有优势卵泡，同时还能测出优势卵泡的大小、子宫内膜的厚度等。但在临床上，我们一般只有在患者确实需要时才使用，比如有些宫外孕的女性，一侧输卵管已经被切掉，在这种情况下，如果她的被切除输卵管一侧的卵巢排卵，是无法怀孕的，因此可以通过做 B 超观察是哪一侧卵巢排卵。而这个方法基本不用于正常的优生门诊，因为没有必要。

因为尽管 B 超监测卵子是目前最准确的方法，但排卵只是受孕成功的要素之一，即使监测到卵子发育成熟即将排出，也不一定能保证在当时"播种"就百发百中，除了身体条件、精子质量之外，心理因素也很可能影响受孕的过程。像这对夫妻这般紧张而"科学"地计划受孕，本身就是不利于怀孕的因素。但我如何跟如此知识渊博的患者沟通？他们甚至都将高潮确切到秒，我真是哭笑不得。

我百般解释，仍不能与这对夫妻顺畅沟通，最后，他们有些气愤地离开了，我想他们可能还会去其他医院进行尝试吧，我也就不得而知了。

B 超监测卵泡也分为阴道 B 超和腹部 B 超，如果做腹部 B 超，需要事先憋尿。虽然 B 超监测卵泡的检查通常只需几分钟，但现在的医院基本都人满为患，想要监测一次卵泡，可能要排上一个多小时的队才能如愿。

虽然做 B 超监测卵子并没有什么副作用，但检查相对前两种方法来说比较复杂。B 超监测卵子并不是做一次就行了，一个月需要做好几次，每次都要挂号、排队，如果心情因此变得烦躁，卵子质量就会不好。同时，如果选择腹部 B 超的话，频繁憋尿也会影响准妈妈的心情，进而影响卵子的质量，陪同的准爸爸也会被这个烦躁的过程所影响，进而影响精子的质量。拥有良好的精子和卵子的必要条件之一，就是心情要舒畅且轻松，而这些，很难用数据或概率来说清楚。当然，如果其他方法仍测不准排卵日，B超监测卵泡比较实用且保险。

事实上，怀孕本来是一个很自然的过程，刻意进行人为干预是不科学的，往往越着急越可能怀不上。我还是坚持，如果没有特殊原因，B超监测卵子的方法虽然最准确，但仍不能成为必须和首选。如果非要选用B超监测卵子时，也应选择正规医院，在医生的指导下去做，并且最好找固定的医生来监测。因为当医生从某个角度观察到一个优势卵泡时，下次再从同一个角度去监测这个卵泡的发育情况会更好，不同的医疗机构，不同的医生，判断都可能出现差异。

还有这样一个案例，我的一位患者是卵巢多囊样改变，她在门诊一直坚持长期治疗，为了监测她的治疗情况，B超监测是少不了的，半年后，B超明显监测出她的卵巢中终于有一颗健康的卵子已成熟，于是我就指导她在合适的时候同房。由于在治疗的过程中，这位患者也查阅了很多资料，知道卵巢多囊样改变是一个很棘手的不孕问题，因此她并没有抱多大希望。然而，正是这样放松的心情及恰当的时机，使得她收获了一个乖巧可爱的小女儿。当我再次见到这位患者时，小女儿已经能奶声奶气地叫我"余奶奶"，那时已退休的我，心里是满满的幸福，如同她的母亲。

4. 排卵期试纸检测法很便捷

其实，对于排卵期的监测，我一般都会推荐最便捷的排卵期试纸自测法，其比较便于家庭自测，是一个非常不错的选择。

说到这里，我想起很久以前一件很有意思的事情。有次去朋友家做客，朋友的儿子顺便咨询备孕的事情，我简单说了说后就给他推荐了排卵期试纸。男孩子很灵光，一点就通，4 个月后顺利传来喜讯。然而，戏剧性的事情就发生了，有天我在门诊值班，男孩子抱着一个大箱子来找我。

我的反应比较大，马上呵斥他："医院不能送礼，快拿回去！"

谁知，男孩子尴尬地说："余阿姨，不是礼品，您误会了，是我们用剩下的排卵期试纸和早孕试纸，您看有需要的患者，送给他们好了，我们留着也没用。"

我立刻惊得目瞪口呆，那个箱子至少有两个牛奶箱子那么大，到底有多少试纸？

他很不好意思地解释："您推荐用排卵期试纸后，我去药店问了下，一块钱一张，后来在网上一查，也就一两角钱一张，差距很大。但对方要求满 200 才包邮费，我一想，反正要用，贪便宜就买多了，谁知道剩下这么多。"

原来这样啊，好吧，现在年轻人的网购能力我算是见识了。

事实上，如果双方身体都健康，且心情也比较轻松的话，排卵期试纸的准确率还是很大程度上可以保证的，怀孕也不是一件很漫长的过程。因为排卵期试纸的原则非常简单，它是通过检测黄体生成激素（LH）的峰值水平，来预知是否排卵。女性排卵前 24 ～ 48 小时内，尿液中的黄体生成激素（LH）会出现高峰值，用排卵试纸自测，结果就会显示为阳性。

但是，临床上常见的病例却是因排卵期试纸的使用不当而引起的误差。一般对于备孕的夫妻来说，误差的影响并不会很大，但对于利用排卵期试纸进行避孕的人来说，后果则就比较严重了。所以，排卵期试纸用于避孕时，当测试过程中检测线比对照线略浅时，最好在同房时采取避孕措施，而女性有时受环境、情绪及劳累影响，可能会提前排卵。所以，排卵期试纸不能成为唯一避孕的方式，应综合其他方式进行。

下面我来说一下排卵期试纸的使用原理。

我们可以根据排卵试纸的原理来找出最适合排卵试纸检测排卵的方法，那就是在月经结束后的一周左右，每天使用排卵试纸检测一次，如果发现排卵试纸强阳逐渐增强，就要加强检测的频率。

卵泡是在促卵泡成熟激素（FSH）和黄体生成素（LH）的作用下发育成熟的。在排卵前的 24 小时内，LH 会出现一个高峰。所以，我们就用排卵期试纸来检测这个高峰。如果对比试纸发现，排卵试纸开始减弱，并且迅速转弱了，那说明即将排卵了，就可以安排同房。一般强阳会持续 2 天，排卵试纸转弱后的 24 ～ 48 小时一般就是排卵的时间范围。

试纸包装后面有说明，使用前应认真阅读说明，须严格按照说明做，才能尽量减少误差。

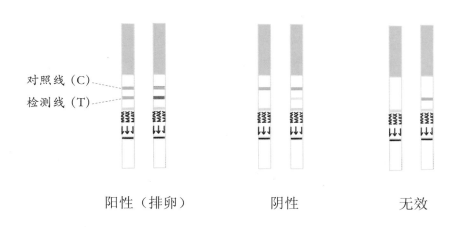

排卵试纸ＬＨ高峰图

但需要注意的是，出现两条线（即阳性）的时候也不一定就是排卵，也有弱阳、强阳之分，只有出现强阳（即两条线颜色一样深或者检测线深于对照线）的时候才预示着将在 24 ～ 48 小时之内排卵。所以，在出现强阳的时候每天测两次或多于两次。如果颜色开始变浅了，那么，前一次测的就是高峰了。

具体测试方法，与早孕试纸不同的是，不可使用晨尿，并尽量采用每天同一时刻的尿样，收集尿液前2小时应减少水分摄入，因稀释了的尿样也会妨碍LH峰值的检测。对于月经周期比较规律的女性，则应该在经期前14天（也就是预计的排卵时间），在这个时间的前3天加后3天，连续6天测定；如果月经不正常，则一般在月经结束后第3天开始测。当然，测试结果可参考说明书的图示。

需要提醒的是这是标准的排卵发生时的生理现象。试纸虽然使用方便，但由于制作过程、自测者本身等原因，准确率大概只有75%。另外，测试结果也并不是简单的"有"或"无"。有些人可能连续强阳几天，这样既有可能发生排卵（一般发生在最后一天的强阳以后），也有可能根本就没有排卵。排卵是个复杂的生理过程，有时有LH峰值的出现并不一定有排卵后正常黄体的生成。如果测定LH峰值且正常同房，3个月后仍未怀孕，则必须去医院咨询相关医生，若有需要还应接受相关检查。

值得注意的是，正常含量的人体同源激素hTSH、hFSH对此试条没有干扰，但尿液中的HCG会干扰试条的检测结果，因此本试条不适合用于怀孕女性，如果发现持续几天均出现LH高峰的结果，应先检测是否怀孕。而一般常用药（如感冒药、抗生素、止痛药等）尚未见影响测试准确性的报告，但若注射或服用含有HCG等助孕药物则会影响。另外，绝经期、正在服用激素、类固醇及避孕药物或患有多囊卵巢综合征、甲状腺功能亢进及一些内分泌病者均有可能影响测试结果。

同时，患有原发性腺功能减退症、卵巢功能衰竭所致闭经、多囊卵巢综合征等均可导致LH的异常增高；垂体－下丘脑病变、闭经－乳溢综合征、精神性厌食、垂体单纯LH缺乏、青春期延期等均可导致LH的异常降低，所以检测结果应综合自身情况进行判断。

排卵试纸的检测并非绝对准确，错过排卵期和LH峰值的临床案例大量存在，很多女性只能检测到弱阳性（代表即将排卵或已经排卵）而检测不到强阳性（代表正在排卵），这并不能说明没有发生排卵。备孕妈妈们在弱阳性期间也可以同房，成功受孕的概率也不低。

5. 排卵期也会出血？这不是什么大问题

前几天，女儿问我："我们单位一个女孩经常会下腹痛，白带的颜色还很不好，会不会是附件炎啊。要么就是其他啥病，这都结婚两年了，也一直没孩子。"

我仔细询问后，明确告诉她，这只是排卵期的症状之一，医学上称为排卵期出血及排卵期腹痛。

有些女性会在排卵期时出现肛门坠胀或一侧下腹痛的症状。这是因为成熟的卵子从卵巢表面排出要冲破包裹卵子表面的一层薄膜状的滤泡，滤泡内的少量液体就会流入盆腔的最低部位，女性会感到肛门有轻度下坠感，同时也有一侧下腹轻痛。这就是医学上所说的排卵期腹痛。

但也有些人的症状比较严重，会出现咖啡色白带或在排卵期有少量出血的状况，有的出血会连续 2～3 天，甚至一星期，更为严重者，可淋漓至下次月经来临。这是因为，卵泡从卵巢中排出时，会把卵巢壁撕破，引起局部出血。通常这一点点血很快就在腹腔内被吸收了。但也有少数女性，出血量比较多，血液就会经过输卵管、子宫、阴道流出体外，在内裤上出现点滴样的血迹，有的女性把它称为"小月经"，医学上称之为"排卵期出血"。

由于成熟的卵泡破裂排卵后，雌激素水平急骤下降，不能维持子宫内膜生长，引起子宫内膜表层局部溃破、脱落，从而发生突破性少量出血，随着卵巢黄体的形成，分泌出足量的雌、孕激素，使溃破的子宫内膜表层

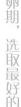

迅速修复而出血停止，或者可能当排卵期时，成熟的卵泡分泌较多的雌激素，导致子宫内膜充血引起红细胞漏出；也可能于输卵管伞部摄卵时，将含血的卵泡液经输卵管逆蠕动送至子宫腔再由子宫颈经阴道流出。有研究称，对有排卵的女性于月经中期检查宫颈管黏液时，发现约有60%在显微镜观察下见到有红细胞，而没有肉眼可能见到的出血，这不属病理现象。

排卵期出血是很多女性会出现的症状，大部分出血量少，有的仅为咖啡色分泌物，一般2～3天可自行停止。

事实上，排卵期出血最大的危害是可能会引发不孕不育。这个原理非常简单，如果妻子常年有排卵期出血或排卵期腹痛的症状，一般都会中止性生活，从而错过受孕时机，最终导致不孕症的发生。事实上，排卵期出血期间确实应该尽量避免性生活，因为可能会造成感染。

有很多排卵期出血也有可能是原发病引起的，比如月经不调、宫颈糜烂、宫颈息肉、宫颈癌、子宫内膜息肉、子宫黏膜下肌瘤、子宫内膜腺癌等生殖道疾病也可引发排卵期出血症状。这时应该先治疗再进行备孕，若治疗痊愈后，完全可以正常怀孕。

而是否是非病理性的排卵期出血，可经诊断性刮宫、基础体温测定（基础体温呈双相，在低、高温转变时发生出血）、腹腔镜检查可确诊。若症状较轻，则出血期间应避免过度劳累，多休息；要保持局部清洁，防止感染；腹痛重时可给腹部热敷；同时保持情绪稳定。平时加强体育锻炼，增强体质。排卵期前后（一般在两次月经之间，基础体温上升之时），应禁食辛、辣、燥等刺激性食品，以免使出血增多和时间延长。

也有的患者只是偶尔一次的排卵期出血，有的出血量极少，点滴即净，或为带中夹血，一般情况下极少达到月经量。出血时可伴一侧下腹胀痛不适或隐痛或疼痛明显，甚至牵扯腰骶部及股内侧。症状出现可每月连续发生或隔月发生1次，有的人每年中有几个月发生，有的人一生中只出现一次这种现象。这多是由于过度劳累或生病后免疫力低下，影响了内分泌的平衡导致的，对身体没有多大影响，一般不需要治疗。如果经常出现排卵期出血，则可能是内分泌紊乱导致的，需要在医生指导下，服用可以补充雌激素的药物。如果出血多于正常月经量，或时间超过 5 天，就需到医院检查，以排除阴道、宫颈、子宫内膜及卵巢的病变。

对于非病理性排卵期出血，西医一般建议己烯雌酚 0.25 ～ 0.5mg/ 日，排卵前 3 天开始服用，血止后 1 ～ 3 天停药。

中医也有相应的治疗方案，这都需要在医生指导下治疗及服用，而我这里只推荐几个食疗方案，仅供参考。

芹菜金针汤：干芹菜 30 克，金针菜 15 克，加水适量，煎汤服用，有清热、凉血的功用。

芹菜藕片汤：鲜芹菜、鲜藕片各 120 克，油 15 克，精盐少许，炒 5 分钟，加水适量煮熟，调味后食用，可清热、凉血。

山药枸杞粥：山药、枸杞子各 20 克，大米 60 克，熬粥食用。有滋阴、止血之功。

生地粥：生地 30 克，粳米 60 克。将生地洗净切片，用清水煎煮 2 次，共取汁 100 毫升，将米洗净加水适量煮粥，倒入药汁再煮 10 分钟后服用。有滋肾、凉血、止血之功用。

当归羊肉汤：羊肉 1 000 克，当归 30 克（如果能接受味道可以适当加量至 50 克），红枣若干，生姜 30 克。将生姜切丝，与上述材料一起用砂锅炖煮，注意不要放盐，煮 2 小时后即可，每日食用 2 次。

最后，又回到了大家最关心的问题，排卵期出血究竟能不能怀孕。事实上，只是单纯的排卵期腹痛，我建议备孕期的准妈妈尽量不要错过这个排卵时机，这个时候是完全可以受孕的。

但是对于排卵期出血的朋友，无论是病理性的还是非病理性的，只要出血延续 2 天以上者，无论出血量多少，都应该治愈后再同房，以防引起其他感染而给造人大计带来新的困扰。但排卵期只是白带的颜色微微有些变化（变成咖啡色），且次数不多的人，完全可以在排卵期同房，只不过应尽量注意同房前的个人卫生。

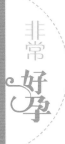

6. 身体出现这些小变化，恭喜你排卵期到了

有些病人来找我说，"大夫，我每个月总有几天饭也不想吃，是不是得了什么病啊？"我女儿每个月那几天也都会跟我说："我怎么觉得这几天都快成仙了，啥也不想吃呢？饭不想吃也就算了，精力还很充沛，妈妈，你说这不是成仙的节奏是啥？"

实际这都是排卵期的一种表现，女性在排卵期的饭量是一个月经周期中最低的，这是动物界的普遍规律。因为在这这几天，对于雌性动物来说，最重要的是寻找异性交配，而不是寻找食物。而人作为高级动物，在自身进化过程中则保留了这种动物界繁衍的本能。同时，为了能够成功地吸引异性，排卵期的女性会变得神采奕奕，爱表现自己。而体现在人类身上，这几天则是最美丽、最容光焕发的时候。

毫无疑问，排卵期作为动物繁衍的最佳时期，最典型的症状就是性欲高涨。女性在排卵期的性欲会特别旺盛，这是女性希望怀孕的身体信号达到最高值的体现。就有女性朋友曾跟我埋怨，"您说孩子都生了，危险期那几天就是特别想要，说说都丢人。"而这并不是一件可耻的事情，是自然界的一个正常规律，就像孕期和哺乳期性欲下降一样理所当然。

事实上，虽然人类相较于其他哺乳动物来说是"秘密排卵"，但仍有很多排卵的迹象可寻：比如将食欲转化成性欲与充沛的精力，再比如内在的一些变化。

在排卵期，为了让精子能更容易地通过从而增大受孕成功的机会，女性的阴道黏液会变得稀薄，这是由于排卵时产生了较高浓度的雌激素，作用于宫颈口的柱状上皮细胞，使它们分泌大量白带。还曾有患者来找我，怀疑自己得了阴道炎。其实排卵期的分泌物增多与阴道炎还是有区别的，会随着女性生理周期的变化而变化：女性排卵前阴道分泌物少、黏稠且不透明。随着排卵期的临近，阴道分泌物逐渐增多，呈稀薄乳白色；至排卵期分泌物量明显增多并呈水样透明清亮，白带又清、又亮、又多，像鸡蛋清，更像感冒时的清水样鼻涕，女性会感到阴部潮湿滑溜，用手纸擦时会有鸡蛋清样的条状黏液，会出现拉丝的状况，即黏液拉成丝状的长度。此期间，白带由不能拉丝，一拉即断，到逐渐拉长，直至可以拉到 10 厘米左右。

女性这种阴道分泌物增多一般持续 2～3 天，是女性最易受孕的时间。但随着阴道黏液变得稀薄，女性的鼻腔黏液也会减少，这就增加了细菌侵入人体循环系统的机会，所以，排卵期也是女性抵抗力下降的时候。在一个月经周期中，白带并不是一成不变的。大多数时候，白带比较干、比较稠，也比较少。而在两次月经中间的某一天，这天就是排卵期。但排卵 2～3 天后，白带变混浊，黏稠而量少；月经前后，因盆腔充血，阴道黏膜渗出物增加，白带常常增多。

说到这里，不得不提到"比林斯自然避孕法"。备孕期的准妈妈也可以通过这种方法来判断排卵期：每晚临睡前用手纸擦一下阴道口（不要擦入阴道内），观察手纸上黏液透明度、量、拉丝度（用空白手纸轻贴手纸上的黏液慢慢拉长），并把外阴的感觉（干燥或湿或滑）一并记录下来。滑的感觉可能持续 1～3 天。润滑感最后一天称为"黏液高峰日"，黏液高峰日一般出现在排卵前 2 天至排卵后 3 天。此时为排卵期，也就是易受孕期。排卵后在孕激素的作用下，宫颈黏液又变得混浊、黏稠，外阴又逐渐出现干燥的感觉。此时起到下月来潮前及月经后的干燥期至黏液出现时为止，这两个阶段为不易受孕期。

用比林斯法测排卵期准确性较高，但掌握起来有一定的难度，在临床上，也只是作为辅助判断方法来推荐给备孕妈妈们。

另外，女性在排卵期乳房胀痛也比较常见。这种症状相信很多年轻的女孩子都深有感触，临床上这种病例也很多，有些女性甚至会怀疑自己得了乳腺方面的疾病而去就医。这些女孩子都有一个共同的体会，就是有时候乳头变得非常敏感。在洗澡、换内衣时乳头受到碰擦、挤压时会感到疼痛。这是因为乳头和乳腺管对雌激素很敏感，在排卵期产生的雌激素的作用下，乳头变大、变红、颜色变深，感觉变得很敏感，同时乳腺导管会变粗、变大、变长，把乳头往外顶。

事实上，有很多女性在月经来潮前都有乳房胀满、发硬、压痛，重者乳房受轻微震动或碰撞即可胀痛难受，原有的颗粒或结节感更加明显。而这是由于经前体内雌激素水平增高，乳腺增生，乳腺间组织水肿引起的。

月经期过后，上述变化消失。但这种症状明显的群体不大，多数还与经前期综合征相关，因此，若作为排卵期监测，则准确度很低。

小结：找准排卵期，为受孕做好准备

除了生理指标外，女性在排卵期的行为现在仍没有一个准确的定论。有的科学家认为，女性在排卵期更吸引异性，更光彩照人；但有的研究则表明，女性在排卵期只对自己的配偶释放出性爱的信号，而在陌生异性跟前则比非排卵期更低调更含蓄。

有科学家认为，人类生育下一代比较艰难，生育时更为危险，所以，人类在进化的过程中刻意隐藏了自己的发情期，从而减少怀孕、生育的机会，是一种潜意识里对自己生命的保护。

那么这些说法哪些更有道理，如今还不得而知，但至少可能肯定的是找准排卵期是备孕妈妈需要好好去做的功课。我建议准妈妈们可以选择两三种不同的方式进行监测，比如排卵期试纸与排卵日推算相结合，再辅以其他症状的判断，这样才会让排卵期更加准确及透明地出现在你们的备孕计划中。

第六章

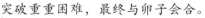

　　精子和卵子能够结合是好孕最关键的一步，但是精子和卵子如何才能会合呢？有没有更好的办法，让它们最大可能地拥抱彼此？

　　人类精子和卵子结合叫受孕或受精。这个过程是：性交时，男方将精液射入女方的阴道内，精子依靠尾部摆动向子宫游走，然后再进入输卵管。男性每次射出的精液中含有数亿个精子，但极大部分精子在阴道酸性环境中失去活力或死亡，只有极少数精子能够克服重重阻力到达输卵管。

　　那么，本章我将要与大家分享，如何让精子更好地突破重重困难，最终与卵子会合。

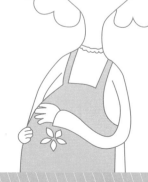

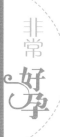
1. 精子与卵子一相逢，便胜却人间无数

说到这个话题，我想到了一个非常不可思议的案例。

当年我还在基层工作，前来就诊的患者以农村女性居多。那天来了一对非常年轻、老实的小夫妻，据说结婚一年仍没有怀上孩子。

出于常规想法，我首先给妻子安排了一个妇检，但在检查过程中，我却大吃一惊，这个女孩居然还是处女。询问后才知道，原来农村人谈性色变，婚前基本没有接受过任何性教育，新婚之夜，丈夫虽然也很激动，但不知道该怎么做，在摩擦的过程中，意外地发现彼此都能获得性快感，于是无师自通，理所当然地认为这就是性爱了。

这样的"性生活"持续了一年也没有怀上孩子，婆婆首先开始怀疑女孩的生育能力，便极力要求夫妻俩来找我"看病"。却没想到，"病"是的确病了，却是知识缺乏的病。

无独有偶，据媒体报道，湖北一对30岁左右的硕博夫妻由于结婚3年不孕，到该省生殖医学中心就医，检查结果不是男方有问题也不是女方不能生，而是在实验室待久了，不知"同房"为何物，以为同房就是同睡。

所以，必要及正确的性知识是婚姻生活的第一步，人作为动物界的一员，交配可以说是一种天性，但在自然成长的过程中，知识的缺乏，偏颇的引导及传统道德的约束，使得有些人很难得到正确的性知识，而又在道德的约束下，无法探索自己的本能。这听起来像是一个笑话，但却是一种悲哀，是一种教育的失败。

性在孕育生命的过程中非常重要，必要的性知识也是良好性生活的保障。

好了，让我们言归正传，有了健康的性生活，才有可能怀孕，当然是健康的精子能顺利于健康的卵子结合，要结合首先要有正确的性生活。精子和卵子结合形成受精卵，受精卵再着床到子宫内膜上生长发育，称为受孕。但是受孕也是需要条件的，精子和卵子结合需要什么条件呢？

看到这里，相信一路读过来的朋友已经有了比较清晰的认识，受孕是一个比较复杂的过程，要完成这个过程，首先是健康的精子和健康的卵子。

之前我已经说过，正常成年男子一次射出的精液量为 2～6 毫升，每毫升精液中的精子数应在 6 000 万以上，有活动能力的精子达 60% 以上，异常精子在 15%～20% 以下。如精子达不到上述标准，就不容易使女方受孕。所以，首要条件之一就是准爸爸的睾丸能产生一定量且健康的精子。

有了健康的精子还远远不够，鉴于女性卵子排放的周期性，所以还要保证有健康、成熟的卵子，且一定要能正常排出。这里值得注意的是，上章我们已经说过，女性排卵是有时间的，月经正常的女性每个月经周期都有一个健康成熟的卵子排出，这才能提供能受孕的首要条件，只有满足了这个条件，女性才有机会受孕。对于卵巢功能不全或月经不正常的女士，就不能轻易受孕。

当两个必要条件具备后，就需要我们在排卵期前后有正常的性生活，并能保证男性有射精行为，这样才能使精子和卵子有机会相遇并受精。而在非排卵期或男性无射精则是不会受孕的。

所以这又要要求男性的输精管道必须通畅，精子才能排出；女性的生殖道也必须通畅，这时射进女性阴道内的精子可以毫无阻挡地到达输卵管并与卵子相遇受精。而受精卵也可以顺利地住进宫腔。

那么受精后就一定能有孕育吗？答案仍然是"不一定"，因为女性的子宫内环境必须适合受精卵着床和发育才可以。卵子受精后，一边发育一边向子宫方向移动，3～4天后到达子宫腔，6～8天就躲在营养丰富的子宫内膜里，然后继续发育为胎儿。受精卵发育和子宫内膜生长是同步进行的，如受精卵提前到达或推迟住进宫腔，这时的子宫内膜就不适合受精卵着床和继续发育，也就不可能怀孕。

只有满足了上述这些条件，缺一不可，才能静静等待怀孕的喜讯，否则，只能与好孕擦肩而过。

很多人都生过孩子，但却很少有人知道精子是如何与卵子顺利结合并着床的，那么，精子与卵子究竟是如何结合的呢？

最多时，一次性交会有3亿精子进入阴道，精子从阴道到达输卵管最快时间仅需数分钟，最迟4～6小时，一般为1～1.5小时。精子在前进过程中，沿途要受到子宫颈黏液的阻挡和子宫腔内白细胞的吞噬，最后到达输卵管的仅有数十条甚至一二百条。精子在和卵子受精前还要在女性生殖腔内经过一段时间的孵育后，经过形态、生理、生化的改变，才具有受精能力，这个过程称为精子获能。

精子在女性输卵管内能生存1～3天，卵子能生存1天左右，如在女子排卵日前后数天内性交，精子和卵子可能在输卵管壶腹部相遇，这时一群精子包围卵子，获能后的精子其头部分泌顶体酶，以溶解卵子周围的放射冠和透明带，为精子进入卵子开通道路，最终只有一条精子进入卵子，精子完全进入卵子体内以后，通过核的融合，使父、母各23条染色体结合成为46条（23对）染色体，然后形成一个新的细胞，这个细胞称为受精卵或孕卵，这个过程称为受精。这是一个新生命的开始。

受精卵在受精后24小时即进行细胞分裂。受精卵从输卵管分泌的液体中吸取营养和氧气，不断进行细胞分裂。与此同时，通过输卵管的蠕动，受精卵逐渐向宫腔方向移动，3～4天后到达宫腔。到达宫腔时已发育成为一个具有12～16个细胞的实心细胞团，这时的形状像桑葚，所以称为桑葚胚。桑葚胚在子宫腔内继续细胞分裂，体积增大，出现腔隙及细胞液。此时的受精卵称为囊胚或胚泡。大约在受精后 6～8 天胚泡的透明带消失而进入子宫内膜，这个过程，即孕卵植入，叫作着床或种植。此过程大约需要 4～5 天。孕卵着床的部位多在子宫腔上部的后壁，其次为前壁，偶见于侧壁。这时，有些人可能会有轻微的出血现象。

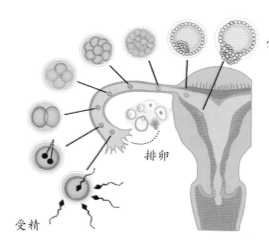

受精卵在子宫内膜着床

排卵

受精

卵子与精子受精过程及着床过程

此时，胚泡着床后其细胞继续进行分化，形成三个胚层：外胚层、中胚层及内胚层，并相应地在不同的孕周发育成为胎儿的各个组织及器官。外胚层主要分化成神经系统、皮肤表皮及毛发等；中胚层主要分化为肌肉、骨骼、血液系统、循环系统及泌尿生殖系统的大部分；内胚层主要分化为消化系统、呼吸系统的上皮组织及有关腺体等。此时孕妇停经 5～8 周，受精卵发育为胚胎，9 周以后发育成为胎儿。胎盘等胎儿的附属物则一部分来自于胚泡细胞的分化，一部分来自母体细胞的分化，由两部分形成。

说到这里，大家应该已经明白，当一个健康的男性与一个健康的女性从性交开始，要经过一个非常复杂而奇妙的过程才能孕育出一个新的生命，这个新生命的出现需要天时、地利、人和，缺一不可。

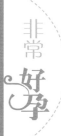

2. 受孕有天时，时机到了孕自来

有次，我接待了一个怀孕2个多月的女性，她与丈夫坚决要打掉这个孩子，出于医生的本能，我告诉他们，现在这个胎儿发育良好，而他们的身体状况都比较不错，也没有不良嗜好，所以建议能生就生下来。

但这位女性义正词严地告诉我："还没立业，要什么孩子？赚不够500万，我们是不打算要孩子的。"

好吧，我很佩服这对夫妻的豪情壮志，我也相信他们一定能赚够500万，但已年过30的年纪究竟能不能等得起就不得而知了，也许等5年，也许等10年，那么5年、10年后是否能有"好孕气"我就不得而知了。

人一生中最佳的受孕年龄：女性25～29岁，男性27～35岁。因为这一年龄阶段的健康男女无论是生理还是心理上都比较成熟和稳定，且生育功能旺盛，也有一定的经济基础和生活阅历，能照顾好自己和孩子。

虽然女性的生殖器官在青春期就已基本发育成熟，理论上可以怀孕，但从医学角度来看，早育生产的婴儿先天性畸形的比率较高。而研究也证实，高龄产妇（35岁以上的产妇）受孕的概率低于年轻女性，胎儿异常的发生率却远远高于年轻孕妇。另外，高龄产妇更易并发高血压、糖尿病，增加生育风险。同样，错过最佳生育年龄的男性，不仅精子质量会下降，畸形率也有不同程度的增高。

除去人一生中的最佳受孕年龄，对于受孕时间也是有很多讲究的。

虽说一年四季都可怀孕，但从优生优育的角度来说，选中最佳的"天时"，对于受孕成功甚至对宝宝的健康成长都会更有利。相对来说，夏末秋初更有"天时之利"。

冬天许多地区空气污染相对重些，春天则是病毒猖獗的季节，这些外部因素都对早期胚胎的生长发育不太有利。而如果在夏末秋初怀上了，到秋末冬初，孕妇已经过了前3个月的妊娠反应期，一般食欲都会明显增加，而此时正是许多蔬果大丰收之际，对保证孕妇营养和胎儿大脑发育十分有利。到了临产期又正值春末夏初，此时食物供应也比冬天丰富且气候宜人，更利于产妇身体的恢复。另一方面，夏末秋初怀上的宝宝，多在来年的4～6月份出生，天气不冷不热，新生儿穿着可相对简单，不但较易护理，也方便母亲哺乳。

那么，一个月中什么时候最适宜怀孕呢？毫无疑问，当然是排卵期，也只有排卵期。这些道理大家都懂，但事实上，很多人很难把握住这个最佳受孕时间。

理论上最佳的受孕时机是排卵后的12小时内，但无论用哪一种监测排卵办法，都只能测定卵子大概会哪几天排，很难知道卵泡在哪一天哪一刻破。而且，卵子大多只能存活24小时，在排卵后同房，精子进入体内还需经历一个复杂的游走过程，这个过程所需的时间也无法精确测算。因此，一般不能让卵子等精子，我建议在排卵前一周就同房一次，然后通过量基础体温或用排卵试纸等方法来预测排卵时间，并尽量在接近排卵时间同房，让精子先"起跑"去与卵子会合，这样受孕的成功率更大些。

一生、一年、一月中都有最佳的受孕时机，那么一天中何时同房是否也对受孕成功与否有影响呢？这个答案我很难给出，但国外有研究指出，北半球的女性，7月至次年的1月间，约90%的女性排卵发生于下午4时至7时之间；春季则有50%的女性排卵发生于子夜至上午11时之间。

133

　　而男性与女性的生理差异也有很大不同，性学家卡玛尔·科胡拉纳研究发现，早上 6 ：00 ～ 7 ：00，男性身体最为敏感，性欲也更强。因为经过一夜的休息，身体得以恢复，精力更加充沛。同时，男性体内雄性激素分泌旺盛，勃起程度更加坚硬、持久。此时男性在心理上相对放松，对自己的性能力也更为自信。晚上 20 ：00 是男人一天中雄性激素波动最大的时刻，此时男性会感觉疲惫，性欲降低。如果选在这个时间性爱，十有八九会"发挥失常"。但美国哈佛大学医学院的专家通过研究发现，晚上 22 ：00 左右，女性大脑的创意细胞最活跃，此时她们善于想象，而幻想的内容大多与"性""恋爱"有关。单纯地从"性致"上来说，女性倾向与晚上，而男性更倾向与清晨。显然比较矛盾。

　　意大利的一项实验表明，75% 的样本人群下午提取的精液数量特别集中，而且精子快速运动的比例也比较大，可以说此时的男性精子无论是在数量还是质量上都达到了巅峰。而女性产生的荷尔蒙则使大多数女性在下午 16 ：00 ～ 19 ：00 这段时间排卵。所以，如果夫妻双方时间允许，计划周全，在下午 17 ：00 左右同房，成功受孕的概率也比较大。但这个时间对于上班族来说却又非常矛盾。而根据国人的生活习惯，一般都会选择在晚上，不过此时夫妇双方有可能比较疲倦。所以，我一般建议早上充分休息后作为同房时间会更为恰当。不过，有时候夫妻俩都要着急赶着上班，很难在性爱后卧床，而这也导致精子会快速流出。

　　所以，性爱时间并非是必须遵循的原则，事实上，无论是在一天的哪一个时段，其实只要精力充沛、身心放松的那一刻，都可以成为最佳受孕的时间。

3. 受孕讲地利，小诀窍圆你宝宝梦

上一节跟大家分享了完成受孕的"天时"，必然要说说受孕的"地利"。什么样的环境和氛围最适合受孕？

说到这里，很多人都会想到朦胧的烛光，轻缓的音乐和一杯红酒，一个美丽的女人和一个沉稳的男人……

事实上，要想健康快速地受孕，选择好的环境非常重要。那到底女人在怎样的环境中容易受孕呢？

整洁清爽的环境：在整洁清爽的环境下同房受孕，不仅有利于女性卵子和男性精子的结合着床，还有利于胎儿的发育成长。

熟悉的环境：在熟悉的环境中，夫妻双方会感到更加的安心，都能更好地放松自己的心情。而良好的情绪也正好是影响优生的一个重要因素。哪里最安心？当然是家里，所以准备怀孕的夫妻们最好选择在家中同房受孕。

安静的环境：在安静的环境中同房，夫妻双方能更好地集中注意力，性生活的协调效果就会更好，从而也就有利于精子和卵子的结合着床，更容易成功受孕。

通常最佳的受孕环境还包括：宜人的气候、整洁的环境、清新的空气等。当我们在说一些小氛围、小环境的时候，往往会忽视了大环境对我们的伤害。

新装修的房子不宜造人

北京儿童医院曾统计，前来就诊的城市白血病患儿中，有九成以上的患儿家庭在半年内装修过。深圳儿童医院与有关部门曾对新增加的白血病患儿进行了家庭居住环境调查，发现90%的小患者家中在半年之内曾经装修过。室内污染物中的苯和甲醛确实与白血病的发病有关系，而病毒因素和遗传基因缺陷等诱发白血病的概率远远小于苯与甲醛。中国环境学会室内环境分会在京召开的"甲醛离儿童白血病到底有多远"专题研讨会披露，室内甲醛超标10倍情况下，可导致儿童白血病。事实上，环境不仅对已出生的孩子有影响，对于准备要宝宝的准爸爸和准妈妈来说，伤害也是非常可怕的。

医学研究表明，女性对苯、甲醛等化学物品的吸入反应特别敏感，长期吸入化学气味的女性，她们的月经异常率明显增高。在临床医学上，还有些农村女性反复流产，或者在孕中、后期时发现胎儿出现畸形，并且畸形类型是各种各样的疾病引起的。经过调查后，往往发现她们所居住的村庄周围有化工厂，或者饮用水的水质有问题，因此导致了周边地区数量较多的女性反复流产。

所以在备孕和怀孕期间，必须远离化学药剂，除了杀虫剂等有强烈气味的化学用品等，更要避免在新装修的场所出入，尤其是家居环境、工作场所等需要长时间待着的环境。因为涂料和油漆中的化学成分容易造成胎儿发育畸形及引发流产。

有些前来咨询备孕的夫妻告诉我："哪里有那么娇气，我们装修选择的都是环保材料，而且我们俩都没有感觉到不舒服啊？"

事实上，有些环境问题造成的危害可能是长期的，反应直接的会致使胎儿在孕育期间流产；而有些疾病有一定的潜伏期，不能在近期观察出来，可能等到宝宝再大一些的时候才能发现某些先天性疾病。所以居住环境、饮水对准妈妈的影响至关重要，准妈妈要从孕前开始就关注起来。

一些专家指出气候、季节、国家、地域以及不同的年份都能够影响精子数量和男性的生殖能力。一项研究表明男性的精子数量在纽约比洛杉矶高得多，在芬兰比在英国高得多。

压力重重的工作与生活环境不宜造人

随着就业压力的不断增大，很多身在其中的都市男女都面临着激烈的职场竞争，长期处于紧张、脆弱、焦虑、抑郁的情绪中。这种状况会引起女性的内分泌失调和月经紊乱，严重影响了女性的正常排卵；而对于男性，高压的精神状态也会影响精子质量及性爱质量，进而影响受孕的概率。

高辐射环境不宜造人

防辐射是大家从备孕开始就特别关心的问题，但生活中各种各样的辐射有点让人防不胜防。我们在日常生活中，到底会接触到多少电磁辐射？日常生活中，辐射源很多，其中微波炉、手机以高频辐射为主，电视机、空调、电脑等以低频辐射为主。值得注意的是：电吹风运作时产生的辐射量在家用电器中名列前茅。据调查发现，不同品牌的手机在待机和拨打时候产生的低频辐射不尽相同。不过在待机状态下，差异不大，在主叫和被叫状态下，也基本在相近的区域内浮动。

美国的一项科学研究中证实，当低频电磁辐射的瞬间最大值高于16毫高斯时，会增加孕妇自然流产的概率；而男性生殖细胞和精子对电磁辐射更为敏感。

其实，如果工作环境中辐射源数量不多的话，应该没有什么大问题。但是对于从事IT业或是电视台等需要频繁、大量接触电子仪器的准爸爸和准妈妈来说，就需要注意了，以电脑为例，一天最好不要与电脑亲密接触超过4小时。

浓妆艳抹不宜造人

备孕期间应尽量避免浓妆艳抹。因为化妆品中含有的化学成分会被准妈妈的皮肤吸收，对卵子可能会产生不良影响，因此整个备孕期准妈妈要尽量使用天然的护肤品。事实上，准爸爸更应该远离女性化妆品，女性化妆品中所含的雌激素会对准爸爸的精子产生伤害，甚至影响精子数量。而另外，在备孕期，烫发、染发、涂指甲油都应尽量避免，因为化学制剂很容易对精子及卵子的质量产生影响。

其他几种情况也不适宜受孕

备孕期内情绪波动或精神受到创伤后（大喜、大悲、意外伤害等）不宜受孕；烟酒过度，吸烟和饮酒后不宜马上受孕；生殖器官手术后（诊断性刮宫术，人工流产术，放、取宫内节育器手术等）恢复时间不足 6 个月不宜受孕；产后恢复时间不足 6 个月不宜受孕；脱离有毒物品（例如农药、铅、汞、镉、麻醉剂等）后不宜马上受孕；照射 X 线、放射线治疗、病毒性感染或者慢性疾病用药，停用时间不足 3 个月不宜受孕；口服或埋植避孕药停药时间不足 3 个月不宜受孕；长途出差，疲劳而归不足两周不宜受孕；奇寒异热、暴雨雷鸣时不宜受孕。

4. 选择最好的体位，让精子更顺利地进入子宫

有次接诊了一位患者，她因各种原因而两年未传来喜讯，经过多方治疗，我终于可以很负责任地告诉她，"你可以准备要孩子了！"当时这位患者非常高兴，却问了我一个很难堪的问题："余大夫，您说什么样的体位更容易怀孕？"

说到怀孕，绕不开的一个话题是性爱，性爱的体位有很多种，也有最佳受孕体位与最不宜受孕体位，但我在临床这么多年，很少能遇到患者理

直气壮地问出来，我也基本没有回答过这样的问题。

瞬间的尴尬后，我也就释然了，很耐心地给她做了详细的解答。事实上，很多研究都发现，同房体位和受孕是有关系的。好的同房体位，能更容易达到受精的目的，其宗旨就是保证精子射出时，尽可能地靠近女性子宫颈。

那么什么样的体位最容易受孕？当然是那些能让精子与卵子更好地会合的体位，也就是阴茎能深入射精，精液能汇集在子宫附近，这可以使精子容易进入子宫，在输卵管中与卵子结合，这个也就是"孕体位"。

要达到这种效果，一般存在3种的姿势，如传统的男上位、侧位和后入式。尤其是男上位，被认为是最好的"受孕姿势"。

利于受孕的体位

屈膝体位：医学界认为，受孕体位就是男上女下、平躺仰卧位。因为女方平躺仰卧，双膝微弯稍分开，这样射出的精液积聚子宫颈口附近，形成一个精液池，宫颈口正好浸在池内，这样就有利于精子向子宫内游动。屈膝体位则是最为传统的男上女下的性爱姿势，女性弯曲双腿，把双脚放在男性肩上，这样能使阴道大为露出，阴道的距离也可缩短，使阴茎更加深入。同时，由于后阴道腔的位置较低，能贮藏射出的精液，不致倒流出来。此外，女性还可以拿一个小枕头稍微垫高臀部并长时间平躺，这样有助于精子游向子宫颈口，增加了精卵接触的机会。男方射精后，最好等阴茎变软后再抽出。

胸膝位：女性跪着，放低胸部，并抬高臀部，这种体位阴茎固然无法深入，但阴道腔的位置降低，能储存精液。采用这种体位时，女方最好在丈夫射精后平躺30分钟，这能使精子进入子宫更顺畅。

侧入位：对于受孕概率来说，这种体位略逊于男上女下及后入式，但其优点是能保证较长的性爱时间，提升夫妻双方的性满意度，易于女性达到性高潮，已有数据表明，高潮能明显提高女性的受孕率。高潮时，女性盆底肌肉会强力推挤，帮助精子突破重重阻力，抵达子宫颈。

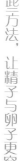

第六章　这些方法，让精子与卵子更容易会合

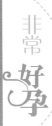

不利于受孕的体位

　　立位：通常以为这是最难以怀孕的性行为体位。由于性行为时女性的生殖器官下垂，阴道口开放，性行为终止后绝大多数精液伴随着阴茎的抽出而溢出体外，怀孕概率是极低的。

　　女上位：女上位的姿势，女性生殖器官下垂，阴道口开放，大部分精液可能会随着阴茎的抽出，而流出体外，受孕概率也会降低。

　　坐位蹲位：这个体位性行为时女性的生殖器官同样也是下垂，不利于精液池的形成，因此不利于受孕。

5. 一次完美的性爱能提高命中率，提高宝宝智商

　　性爱对于好孕来说，是最关键的环节，无论父母双方的精子与卵子如何强壮，不提供给他们相遇的机会，一切都是枉然。而中国的传统观念使得大家谈性色变，认为性是一件非常难以启齿的事情。

　　我在门诊上经常会遇到一些已婚女性，当我说到性爱时，她们的反应大都比较激烈，或害羞或转移话题或含糊其辞，多多少少都会对我的说教产生排斥和不解。事实上，性爱是一门艺术，不仅与我们的传宗接代有关，还与我们的幸福生活、身体健康密切相关。

　　有益于夫妻和睦：有研究表明，性爱后15分钟，男女对对方的认同度和宽容度最高，抓住这个时机跟伴侣交流，很多难题会迎刃而解。

　　保护男性心脏：英国一项研究显示，男性每周过3次性生活，可以将

心脏病的发病风险降低一半。这项研究还表明，有规律的性爱能减少一半的男性中风几率。

有效减肥：30 分钟的性爱就可以燃烧 83.68 千焦，能让人轻轻松松地减去多余脂肪，保持苗条、诱人的好身材。

有助睡眠：爱抚和性爱都能释放促进睡眠的内啡肽，让夫妻们在一番嬉戏后，迅速进入甜美的梦乡。

防漏尿：性爱能增强骨盆肌肉的强度，能帮助人更好地控制排尿，有效预防尿失禁。

缓解疼痛：性爱应该是没有痛苦、全是收获的事。在酣畅淋漓的高潮之后，脑垂体会分泌内啡肽，有助于减轻身体疼痛，关节疼痛与月经疼痛也都能缓解。

月经规律：女性如果一周至少过一次性生活，月经周期会更加规律。

放松：性爱可以有效抑制焦躁情绪，因为情侣之间缓慢、轻柔的爱抚，可以让人平静下来，忘却忧愁。

缓解压力：遇到烦心事，与其大叫大喊，还不如通过性爱来释放。美国很多心理学家都将美满的性，视为摆脱压力的最好方法之一。

发泄：柔软舒适的床是释放不良情绪与行为的好地点。性生活美满的夫妻，很少会出现极度压抑的暴力情绪。

激发性激素：性能力也是一种技术，性爱次数越多，就能激发更多的性爱激素，增强性欲，也锻炼了性能力。

增强信心：如果一个人在床上的表现良好，不仅可以令伴侣更加快乐，自己也会感觉充满自信和力量。

预防癌症：《美国医学会杂志》介绍，男性射精越多，其患前列腺癌的概率就越小。

感受幸福：与金钱相比，性爱可以让人感觉更加幸福。性生活规律的夫妻感受到的幸福，就如同每年多赚了好多钱。

延缓衰老：英国爱丁堡医院神经生理学家威克斯说：积极的性生活可以延缓衰老过程，让人永葆年轻。

但随意的性行为同样也会对我们的身体产生伤害，法国一项研究发现，拥有多个或经常更换性伴侣，会加快衰老速度，让人的寿命缩短 4.7 岁。因为经常更换性伴侣会危害心脏健康，不利于血压稳定。

事实上，完美的性爱比较不为人知的功效是，性高潮不仅可以提高受孕的命中率，也可以让孕育的孩子更聪明。国外学者发现，性反应越好的女性在性生活后，子宫颈里的精子数目越多，怀孕概率也就越大。这是因为性高潮时子宫内出现正压，性高潮之后急剧下降呈负压，精子易向内游入宫腔。同时，由于性兴奋，子宫位置升起，使宫颈口与精液池的距离更近，有利于精液向内游入。同时，阴道正常 pH 值为 4～5，不利于精子生存活动，而在达到性兴奋时，阴道酸碱度发生改变，随着分泌的"爱液"增多，pH 值升高，便于精子向女性体内"突击"。

门诊上，就曾有女性坦然地告诉我说："我从来没有过性高潮，但我之前也怀了两个。"事实上，这位患者之前有过两次人工流产史，如今却被子宫内膜异位所困扰，经过多方治疗后，我曾对她说过一些有利于怀孕的性爱知识，其中包括性高潮与受孕概率的关系。

当我说到这个话题时，她显然非常激动，认为只要丈夫有射精行为，她自己有没有高潮并不重要。其实，对于生育能力正常的夫妇来说，没有性高潮并不代表不能怀孕。和男性以射精为高潮标志相比，女性绝大多数难以在每次性生活中达到性高潮。有不少女性在婚后较长一段时间，或是生过小孩子后，才逐渐有性高潮的感觉。据《杜蕾斯全球性福指数》调查报告显示，在中国，只有 13% 的女性在性爱中体验到高潮，虽然这并不影响孕育下一代。

性高潮的重大意义更体现在优生上，美国性科学家通过试验得出的结论：孩子的智商与母亲怀孕时有无高潮有关。女性达到性高潮时，血液中的氨基酸与糖分能渗入生殖道，使进入的精子存活时间延长，运动能力增强。同时，小阴唇充血膨胀致使阴道口变紧，阴道深部皱褶伸展变宽，便于储存精液，子宫颈口也松弛张开，使精子更容易进入。而参与竞争的精子数越多，受孕的概率越高，孕育出智商较高下一代的机会也越大。因此，年轻夫妇应注意性生活质量，抓住女性性高潮的机会，提高受孕的命中率，并生一个聪明的孩子。

其实，只要我们仔细观察，就会发现生活中不乏这样的案例：同样健康的备孕夫妻中，有可能有些夫妻"百发百中"，而有些夫妻很久都怀不上；也会有父母智商平平，而孕育的孩子却非常聪明的情况。而这些都有可能与性爱的那一刻有关，性欲的顺畅、高低与否，甚至可以关系到孕育的成败。

小结：让精子和卵子结合是件很不容易的事

生命的起源来自于精子和卵子，但上亿的精子绝大多数阵亡在了奔赴与卵子约会的路上，如此惨烈的状况其实就是生命起源的真谛。当精子们开始起跑时，有的被白细胞吞噬，有的被"酸死"，有的被"累死"，有的"自动放弃"，有的甚至"跑错了方向"，最终取得胜利的只能是最强悍的那一两个，但不一定是真正医学意义上最强悍的那一个。

当阴道内的环境、时机都不太好时，就算会有一个卵子等在那里，但精子们的结局很可能只有一个——全军覆灭。

事实上，一般年轻夫妇每个月经周期怀孕的机会是 15 % 左右，所以努力几个月没有怀孕很正常，临床上对不孕症的定义是"有正常的性生活一年以上仍然无法受孕"。那么排除错过排卵期的因素，在排卵期内，我们要做的就是提供越多数量的健康精子及努力降低起跑开始时精子的阵亡率，而这是一个复杂的过程，要考虑到环境、时间、阴道内环境及精子们整体的健康程度，这时，就需要夫妻双方在细节上多加注意及改善，让精子与卵子能有一个美好的约会。

第七章

备孕时间过长，查查是否有这些不良习惯

在临床上，经常会遇到一些做各项检查都正常的患者，他们精神也很放松；但异常的是，他们即使没有避孕也没有怀孕，经过备孕咨询后和调理后，仍是很难传出好消息。

这是为什么呢？事实上，如果排除精神因素及病理因素，有很多生活小细节也会影响受孕的成功率，而这些细节，对于一个正常人来说，有时候反而是个好习惯，但对于备孕中的夫妻来说，就成了阻碍"好孕"到来的一块绊脚石。

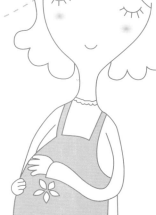

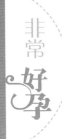

1. 要知道，"好习惯"也可能对怀孕不利

女儿的一位朋友，有次上家里来玩。两个大女孩聊着聊着就说到了私房话题，在厨房准备做饭的我，听见这个女孩跟女儿说："我现在这样挺好，也一直没有避孕，也没有刻意怀孕，有了就要，没有就等几年。反正我们还年轻，家里也没催。"

女儿羡慕地说："没避孕也可以，啧啧！你不会有啥毛病吧？"

"怎么会？我们结婚之后就做孕前检查了，不想避孕，麻烦，有了就生，没有不强求，顺其自然吧。"

"那为什么没有怀孕？要么你问问我妈妈，别真有什么问题。"

"怎么会？我们正常着呢，可能和我们可以避开排卵期有关吧，反正没想要，等要之前再来麻烦余阿姨。"然后女孩的声音小了，但我出于好奇，还是听到了她说的内容，"老同志可认真了，万一咨询完了她盯着我咋办？余阿姨盯着我没事，要是我父母、公婆听到当真了，再盯上我，那可就惨了，我还没玩够呢。"

女儿鬼鬼祟祟地看我一眼，我假装在择菜，她也小声附和："就是，就是，要不是我妈妈盯着，我也不会要这么早的。让我绚烂多彩的青春就这么废了。"

然后两个女孩发出一阵笑声。

我不禁莞尔，年轻真好，随她们吧，反正还有时间。想当初，我们那辈人，都是稀里糊涂结婚，稀里糊涂有了孩子，二人世界的时间少到可以忽略不

146

计，现在回想起来，果真有点遗憾。

一年后，女孩子很慎重地与丈夫来找我，说打算做一个孕前检查，并决定开始要宝宝。

女孩与我约完门诊后，就扔下丈夫去跟我女儿说私房话了。

俩女孩一阵挤眉弄眼后，女孩开始抱怨："你看看，你们都生了，家里老人果真开始催了。得！那就生吧，反正迟早的事，躲也躲不过去。"

女儿笑嘻嘻地说："生吧，生吧，生完有生完的乐趣，你试试就知道了，那粉嘟嘟、软绵绵的小胳膊往你脖子上一圈，你的心都酥了。"

女孩子们在一起总有说不完的话题，我很欣慰，无论她们如何长不大，她们总能自觉地回到正常的生活轨道，承担自己所应有的责任与义务。

这个女孩子和丈夫的身体非常好，很适合要孩子，我对他们进行了简单的孕前注意事项告知后，就让他们回去了。

我本以为很快就能传来喜讯，可谁知半年多后，女孩子再次来找我，与之前青春洋溢的她不同，她变得焦躁不安，还有些颓废。当时我的心里一紧，以为出了什么意外，但又不能直接询问，正在我纠结该如何开口时，女孩子首先开了口："余阿姨，做人咋这么难呢，做女人更难啊！"

原来，女孩做完孕前检查后，就开始备孕，然而与之前一样，找排卵期的方法使用了若干，也没有动静，于是，原本对生孩子的事情抱有顺其自然心态的小夫妻就不那么淡定了。越紧张，越在意，就越不淡定，最后决定来找我。

我并没有建议他们再做检查，因为女孩的心绪现在很不平静，与她做做沟通，等她能正确看待怀孕这件事本身就不是百发百中的事之后，再进行门诊诊断或许更好。

与之前的备孕要点更倾向于自身健康调节不同，这次我很仔细地告诉他们提高受孕概率的一些方法，包括性生活方面。

整个谈话过程女孩都比较沉闷，突然，她激动起来："等等，余阿姨，

第七章 备孕时间过长，查查是否有这些不良习惯

您再给我说说精液池的事情。"

我忽然有些明白问题出在哪里了。出于中国人的传统意识，一般在备孕咨询时，我很少会谈到性生活方面的注意事项，因为这个话题太过私密，作为重点拿出来说似乎有些不知该如何开口，只有遇到真正有问题的患者时，才会详细说明。

我认真地告诉女孩子："在性生活时，应尽量形成精液池，并在事后平躺卧床休息 1 个小时后再下地活动。"

"这样啊！"女孩懊恼地拍着头，"可是您之前不是说，在同房后应尽量排点尿吗？"

啊！我想起来了，这个谈话出现在女孩新婚蜜月之初。她新婚不到一周，就因急性尿路感染而找过我，当时我给她的建议是，性生活后，女性应尽量排点尿，再进行清洗。

据统计，已婚女性尿路感染的发病率是同龄未婚女性的两倍以上。在有尿路刺激症状的女性中，40% 与性生活有关。可见，性生活在女性尿路感染者的发病中扮演着重要角色。这主要因为女性特殊的生殖器结构而造成的。女性的尿道较男性短且宽，细菌易于进入。而且，女性的尿道口与阴道和肛门邻近，无论是阴道还是肛门周围，都有大量细菌，阴道的分泌物也是一种较好的培养基，使细菌更容易繁殖。许多女性在性交期间或性交后立即会有排尿的强烈要求，出现尿急、排尿困难、尿频等症状，如蜜月型膀胱炎，即为典型的例子。

这个女孩就是典型的蜜月病，所以我才有此建议，性生活后马上排尿能让尿发挥其冲洗尿道的作用，并对外阴进行清洗，减少细菌的滋生。没想到，她一直坚持至今。事实上，这在正常的夫妻生活中是个很好的习惯，有利于降低尿路感染的概率。但若想要怀孕，则就非常不适合了。

因为性生活后马上排尿，会让精液迅速流出，而剩余在阴道中的精子会非常少，在"长途跋涉"的过程中，它们往往会"全军覆没"。

另一方面，因为立式体位及坐式体位能很好地刺激女性阴蒂，会更容易让女性达到高潮，更利于夫妻间的性和谐。所以很多年轻夫妻都比较喜欢采用这些体位。这个女孩恰恰也是这些体位的爱好者。上章我们已经说过，这些体位有利于性和谐，却很不利于受孕，由于性行为时女性的生殖器官下垂，阴道口开放，性行为终止后绝大多数精液伴随着阴茎的抽出而溢出体外，此时怀孕概率是极低的。那么，采取本来就不能形成精液池的体位，再加上事后的排尿习惯，使得精子大量排出女孩体外，两件在平时看起来非常健康的性生活习惯，却成了这个女孩不孕的罪魁祸首。

经过我详细地解释后，女孩茫然地问我："体位的事情我一定要改，但排尿的习惯改了我怕再次引起尿路感染，上次折腾怕了。"

说到这个问题，我想很多女性都有这样的担忧。事实上，即使没有在性生活后排尿及清洗习惯的女性，有时候在性生活后也会有尿意。这是因为女性的阴道与尿道比较近，而阴道、阴蒂受刺激时，可能尿道和膀胱同样受刺激，从而产生尿意。

不过，这也是可以避免的。除了在性生活前排尿之外，在有条件的情况下，夫妻双方性生活前应进行沐浴或对会阴部进行清洗。丈夫的外生殖器的清洗有时常被忽视，而阴茎包皮下的尿垢中含有大量的细菌，这往往是妻子尿路感染及阴道炎的直接原因。

在性生活结束后，女性应平躺静卧一小时，最好在臀部垫一个枕头，抬高臀部，尽量让宫颈浸泡在精液中，给精子留足够的时间和机会，好奔赴与卵子的约会。

一小时后，再进行排尿、清洗，清洗时不宜使用香皂等碱性洗涤用品。平时，备孕期的女性应多喝水，以增加排尿次数，防止尿路感染。而平时擦拭阴部时，应选择干净、安全的卫生纸，并从前往后擦拭，以免将肛门周围细菌带入尿道口。而月经期更易滋生细菌，应注意阴部的清洁，选用安全、放心的卫生巾，并养成勤换的习惯，更换卫生巾的频率最好不要超过 6 小时，否则容易引发泌尿系统感染，进而影响您的造人大计。

149

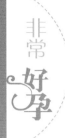

2. 性生活多就能怀得上吗

有一对夫妻直至差点离婚才来找我。其实，女孩经常来我的门诊，主要是咨询一些妇科的炎症之类的问题。这次来找我，他们是想找我断个是非：到底一直没怀上孩子是谁的问题，离婚前非要说个明白不可。

女孩子最严重的妇科病是中度宫颈糜烂，主要是男孩子包皮过长而引起的，经常是治愈后又会反复。这在门诊很多见，我就想不明白怎么会上升到怀孩子和离婚的问题上。

男孩子委屈地告诉："余大夫，您说这样的老婆还能过吗？我们俩一直没有孩子，她到处跟别人说是我的问题，这让我怎么抬得起头？"

提到这个，女孩子也一肚子牢骚："婆婆说我怀不上是因为我有妇科病。再说你的那个也没好到哪里去，害我经常感染不说，精子数也不多啊！"

这对夫妻的病历也就是一份最最普通的门诊病历，病历显示男孩子的精子数量稍微有点偏低，但也在正常值内。怎么会这样？我困惑不已。

女孩子说着说着开始抹眼泪："婆婆成天风言风语，他也对我不冷不热，经常对我的同房要求推三阻四，这还咋怀孩子？"

男孩子辩驳："怎么没跟你同房？我只能保证两天一次，难道夜夜笙歌啊？"

"那不是为了要孩子吗？不同房哪里来的孩子？你以为你是孙悟空啊，从石头缝里蹦出来的？"

"晚上来一次不够，早上还要来，就连中午吃完饭也要来，都没时间睡觉。"男孩越说越委屈。

"是你能力不行，现在一天比一天不济，经常都硬不起来，丢不丢人啊？"

"怎么丢人了？你一天来两三回试试？"

"我哪次没陪你练？没我你哪里来的两三回？"

"男人跟女人能一样吗？"

"怎么不一样？刚结婚那会，我们一天都能来七八次，那会儿怎么拒绝你都不行，非来，现在用上你了，你倒不行了。"

……

越吵越离谱，我只能制止他们。好吧，我终于明白问题出现在哪里了。我耐心地将他们愤怒中提供给我当证据的病历还给他们，说："孩子们，这个是非我不用断了，我想我已经知道答案了，性生活并不是越多越好。精子的生成是需要时间的，你们这样的频率，精子会很少的。"

"可是每次他的东西（精液）也不少啊？"女孩明显比较疑惑。

"那是精液，其中所含的，你肉眼看不见的精子才是受孕的关键。精液不少，但其中所含的精子以这样的性生活频率，只会越来越少。精子从出现到成熟需要3个月的时间，然后储存在睾丸里。而两次性生活的间隔太小，会让精子的含量减少，从而减少受孕的概率。"

事实上，有研究发现，不育患者中大约有70%的夫妻有性交过频史，特别是新婚期间每天性交1～2次，持续至1～3个月的不乏其人。其中有部分不孕、不育夫妇至求诊为止，仍保持性交过频的习惯。他们的心态是百发必有一中。

正常男性性交时射精2～6毫升，内含精子总数在3 000万个以上，70%的精子有正常活动能力，但只有1%～5%的精子到达子宫腔，最后仅有一到两个精子与卵子结合成为受精卵。这说明精子的淘汰率极高。如果夫妻性交过频，精子供不应求，质量亦差，就会影响受精。

此外，精子频繁地对女性刺激，会使女性不断产生抗精子抗体，能使

151

精子发生凝集或失去活力，直接影响受精。可见性交过频，往往事与愿违。

但也有美国生殖内分泌学的一项研究认为，精子数特别低的男性不育患者，在一次房事之后30～60分钟再来第二次，将有助于提高精子含量，增加妻子的受孕率。他们对20名男子进行试验，结果有14人第二次射精的精子浓度提高了一倍多，有5人的妻子怀了孕。这项研究显然与传统的理论是相违背的，希望怀孕的夫妇不妨一试。

以色列比尔歇瓦索若卡医学中心的伊利亚·莱维特斯主持的一项研究显示，对那些精子数量少的男性来说，节欲1天，就可以提高精子的质量，从而大大提高女性受孕概率。经莱维特斯和他的同事研究，对于那些因为精子量少而不育的患者来说，要想得到高质量的精子，男性应该在节欲1天之后提取精液样本或者进行性生活。研究人员还建议，节欲时间一定不要超过10天，否则就一点效果都没有了。不过这两项研究针对的人群是原本患有少精症的患者，而非正常人群。

作为一个健康的人，为了怀孕，天天同房肯定是不太好的。按照中国的传统理论来说，同房时人是会损失精血的。一个人的精血是有限的，是需要保养的。因此，夫妻同房是需要节制的，所以不少丈夫也需要"养精蓄锐"。

当然，也不能太过节制了，如果太注重"养精蓄锐"也不可取，因为另一方面，同房次数过少反而不利于受孕。同房次数过少，会使精子在睾丸中驻留时间太久，这样容易使精子发生老化，活力下降，假如受孕的话会导致受精卵质量不高，不容易生出健康又聪明的孩子。

所以一般来说，在非排卵期，一周1～2次性生活就差不多了，在排卵期，可以视情况稍频繁一点。

我对这对夫妻详细普及了这些知识后，劝他们回家了，此后，再也没有见过这对夫妻，所以后面的故事我也不得而知。

非常好孕

3. 远离了电热毯，好孕竟然就来了

在之前的章节我们已经说过关于热水浴对精子的影响，还有另一种相似的情况需要避免。

北方的冬天很冷，尤其是住在平房或农村，没有暖气，取暖只能靠炉火。这看起来与生育后代一点关系都没有，却恰恰有故事发生在这里。

朋友家的小夫妻都读过一些书，从夏天就开始咨询备孕，按照计划，农历十月是造人的好时机。谁知道，过了一整个冬天，朋友带着小夫妻再次出现在了我的门诊，这次却是来咨询为何没有盼来好孕。

朋友家是做生意的，家庭状况非常好，为了迎接孙子的到来，朋友给儿子和儿媳妇买了一辆车，以方便他们每天到自己家里吃口现成的饭。

提到这个，朋友非常懊恼："你上次说打算怀孕要注意营养均衡，我老婆想着他们俩成天外面不好好吃饭，家里常年不开火，这身体咋能调理好？最后，我发话了，家里院子大，房子多，就让他们回来住。还给他们买了车，半个小时就到家了，进门就吃饭，啥也不让干，他们俩吃完饭就出去溜达，想吃啥就给买啥、做啥。我怕影响他们怀孩子，还把大房子让给他们，我们老两口搬到后院去住，晚上都不敢上前院溜达，够可以了吧？还是没怀上。"

可怜天下父母心，朋友就这一个儿子，我眼看着他儿子跟个宝贝似的长大、娶媳妇，接了父亲的生意，现在朋友清闲了，唯一的愿望就是早点

抱孙子。

"哎哟，你对你媳妇都没这么好吧？"我一边给小夫妻俩开着检查单，一边随口调笑，以缓解朋友沉闷的心情。

"我这都不算什么，我媳妇更疼他们，每天还没到他们下班的点，就把炕烧得热热的，就连沙发上都铺上电热毯，早早打开，怕冷着他们。这个冬天可真冷啊！"

我的笔停顿了一下，然后抽出其中一张化验单，递给小伙子："你先去化验个精液，如果没问题再化验别的吧！"

小伙子拿单子出去后，我继续与朋友聊天："你也别埋怨他们，没准罪魁祸首就是你。太疼孩子了反而不一定是好事。"

"怎么能怪上我？不过也可能是我家祖坟不好，都三代单传了，现在我都不要求一定要孙子，给生个孙女也行啊！"朋友懊恼地搓着脸，"唉！看来该迁祖坟了。"

"净整没用的。"越听越不是路子，我打断他，"你先出去等会，一会结果出来咱再说。"然后我继续接诊。

化验结果拿到手，果真和我推想的一样，这时已临近下班，没有其他患者的干扰，我开始讨伐朋友："你看，精子质量比上次检查差了这么多，死精大量增多，幸亏天要暖和了，不然再你这么疼孩子，离不孕不育也不远了。"

朋友愕然："什么意思？"

"很明显，你家的炕太热了！把你孙子给热死了！"我微笑着说。当年的冬天来得特别早，还没到农历十月，天气就已经异常寒冷。

"余阿姨，您怎么知道炕太热了？那是真热。我媳妇怕冷，我妈疼她，炕也热，沙发也热，还给汽车配了热垫，我为了讨好我媳妇，热点也忍了。"朋友儿子在一边接话。

"老朋友，上次我记得跟你说过，别让孩子泡热水澡，你还记得吗？"

"这个我保证没有，让他们住农村来，也是为了监视他们，真没有，家里没那条件。"

"对啊，电热毯和热炕都是一个原理，温度太高，孩子们容易上火不说，精子也受不了啊，会增加精子的死亡率。你看，化验结果显示死精增多就应该是这个原因。小夫妻俩在桑拿一样的环境里造人，那能成吗？"

在场的三个人都瞠目结舌，显然无法将电热毯、热炕与不孕不育联系起来。

"好吧，大道理我上次已经说过不少了，现在只能告诉你们怎么做。回家去，炕别烧了或别烧太热，电热毯和汽车加热垫也别用了，重新好好备孕三个月，三个月后再来找我检查，没有问题就可以要孩子了。"

"那你给开点药呗！"朋友建议。

"开什么药啊？不用吃药，按照我的治疗方案做就行。"

"治疗方案呢？"

"刚才那个就是！"我叹气，朋友生意上非常成功，但吃亏就吃在没有文化，所以也一直只是个家传生意。我转身对着朋友儿子和儿媳妇说："听明白了吗？就是精子最怕热，热不仅仅代表热水，还包括热的环境，你成天让睾丸生活在一个它接受不了的温度里，它肯定是要反抗的。好了，回家去，慢慢调理吧，如果还怀不上，我再给你开药好吗？"

事实上，朋友家里半年后就传来了喜讯。

4. 经期性生活，严重破坏你的造人大计

有一天，门诊来了一位有严重妇科病的女性，她原本是来咨询备孕的，我一检查，马上就告诉她现在很不适宜怀孕，需要先治疗各种妇科病。

155

女孩子很不理解地说："我这妇科病常年有，治好了还犯，总不能一直不要吧？"

"如果治好后还犯，我们就需要找为什么不断复发的原因。"

"这样直接要不行吗？"

"当然不行，我们要对未来的孩子负责。何况，你现在宫颈糜烂、盆腔炎、附件炎，这么多毛病，想要也要不上啊！"

"那倒不至于，大夫，我们结婚后一直在避孕，就没打算要，如果真想要肯定能要上。"女孩子信誓旦旦地说。

"好吧！也许你有这样的自信，但我从大夫的角度看，概率不会太大，即使怀上也会有很多的后续问题，还是先治疗，好吗？"

女孩子很不情愿地同意配合我的治疗。

然而，这次治疗比我预想得还要漫长，真如这个女孩所说，眼看着有所好转，又反复加重，于是我在一次治疗时告诉她："为了更好地治疗，你在治疗期间最好不要同房，等有好转后同房，同房也最好用避孕套，减少再次感染的概率。同时，你丈夫应该过来查查是否包皮过长。"

女孩子很不理解地问我，为什么？

我告诉她，现在她炎症总反复，很大的可能是在性生活中交叉感染的，所以应暂时避免直接接触。

她很不好意思地说："我们家里都没有避孕套。"

我随口问了一句："那你们怎么避孕？"

"排卵期避孕法啊！"

"哦，那你们能算这么准，一直没意外怀孕，真的挺难得的。"

"是啊，我例假结束5天后就基本不同房了，偶尔一次也体外射精。"

"啊！这样啊，那你们什么时候同房？"我一边开着处方，一边顺嘴问着。

"例假来了我们就同房啊，那个时候我的欲望格外强。"

"什么？"我惊愕地抬头看着这个女孩子。

"那个时候不是肯定不怀孕的吗？"女孩理所当然的口气，好像觉得我问的是一个多么白痴的问题一样。

"可是孩子，经期不应该同房的。"我重重叹了口气，很认真地对她说。

"怎么会？我在网上看到，有国外专家说，性高潮可以缓解痛经，有益于身体健康的。"

"但它也会带来很多细菌，会让你患上妇科病。比如现在，你的盆腔炎等疾病我想我应该知道原因了。"

"怎么会呢？古时候说撞红不吉利，那不是迷信吗？"

"孩子，这是科学。撞红不会不吉利，但最起码是非常不健康的一种性行为。"

"您不就是怕带进去细菌嘛，我们每次都洗干净的。大不了以后每次都戴上避孕套，这样总可以了吧。"

"这些都不能保证严格的无菌条件。而且，月经期间仍然像往常一样性交，则脱落的子宫内膜不但无法排出阴道之外，还有可能被压回腹腔之内，成为子宫内膜异位症的导因。"

"可是西方国家对这个就没有这么多的限制。"

说到这里，我忽然感觉很乏力，这个女孩明显看过很多东西，也懂很多，但她却对经期性生活的危害知之甚少。

很多年轻人对经期性生活一知半解，又不能控制感情冲动，所以屡闯"禁区"者很多。他们自以为经期同房还可以避孕，却不知道这在免却麻烦的同时，也消耗了女性的健康。从临床门诊情况来看，经期同房的现象在年轻人中较多见，这对女性的身体伤害很大，应避免。

经期性行为是指男女之间，在女性月经期间进行性行为，古代称为"撞红"。事实上，有研究表明，的确有些女性只在经期才有性欲。这是一种正常的感受，其原因包括：经期盆腔充血增加，而性兴奋时也将发生盆腔充血；完全不存在妊娠的可能性，她们会因此而感到特别安全，从而使夫妻可以尽情享受；此时，雌激素水平最低，故体内雄激素水平相对增高，

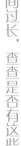

第七章 备孕时间过长，查查是否有这些不良习惯

157

而雄激素也是维持女性性欲的最重要物质基础。

经期性交的情形是不少见的，而历史上人们曾把月经看作是不吉利的东西，西方传统思想甚至认为来月经的女人做香肠香肠坏，酿酒酒酸；有些民族的女性经期要住到村外去。在中国古代，对于女子的月经，也存在很多忌讳。例如东汉许慎《说文解字》就指出女性在行经期间，不得参与祭祀；东晋张湛《养生要集》称："妇人月事未尽而与交接，既病女人，生子或面上有赤色"；《黄帝杂禁忌法》认为违反禁忌进行经期性行为的话，会"令人成病，得白驳也"；明朝万全也称："妇人月事未绝而与之交合，令人虚损，耗散元气，可不慎也"；明朝著名医学家李时珍亦指出经血会令男人"损阳生病"。

不过从现代医学角度来说，以上众多说法都不太科学。经期性生活在医学上是一个备受争议的话题，有很多西方学者认为，经期性生活无可厚非，纯属个人爱好并且有利缓解痛经；而中国相关研究者则认为，很多妇科病均与经期性生活有很大关系，甚至引发不孕。

女性的子宫内膜炎、输卵管炎、子宫内膜异位症等疾病甚至不孕症的高发生率，与经期不洁性生活有很大的关系。

正常女性的生殖器有多道防御屏障：第一道在阴道。这里有乳酸杆菌，它可产生乳酸，保持阴道的酸性环境，使得入侵的致病菌站不住脚，无法繁殖。第二道防线在子宫颈。这里有黏液栓，它像瓶塞，阻止致病菌进入子宫腔。第三道防线在子宫腔的内膜，它有很多处皱折，阻止病菌进入输卵管；月经来潮，子宫内膜剥落，黏附的病菌也被"冲出"子宫腔。

而以上三道防线在月经期会暂时失去作用。子宫内膜剥落后，不但留下了巨大的创面，子宫颈的黏液栓为月经血流所代替，同时，阴道的酸性环境也被经血的中性所代替。这是女性抵抗力最弱的时候。

因此，如情侣双方在经期同房，阴茎带至阴道的致病菌将会大量繁殖。这些致病的"集团"菌蜂拥上行，穿过子宫颈，进入子宫腔，并在子宫腔的创面上聚集。这些致病菌或黏附于精子表面进入输卵管，或由于房事时造成的负压而被"吸入"输卵管，有可能引起输卵管炎，使其肿胀、坏死、化脓，形成瘢痕黏连，只有棉线粗的输卵管腔即被堵塞。

随之而来的严重后果是，输卵管被阻塞后，精子不能通过阻塞部位，等候在这里的卵子也就不能受精，不孕症就此形成。有时输卵管阻塞较轻，精子可挤过狭缝到达输卵管外侧段使卵子受精，但比精子大十几倍的受精卵却不能通过狭缝进入子宫腔，于是只能就地种植于输卵管，这就造成了宫外孕。进行经期性行为时，精子可能在子宫内破损的地方进入血液而令女性免疫系统产生抗精子抗体，进而引起不孕。

因此，年轻的情侣，为了自身健康，还是应该在经期避免性生活。

5. 女人莫贪凉，它会伤害你的孕能力

事实上，与经期性生活一样，西方文化对女性贪凉并不忌讳，包括经期贪凉。而中国的医学界普遍认为，女性保健最重要的是保暖。

很多年前，冰棍还是一个奢侈品的时候，我的一位朋友单位每到炎夏，就会发放降温福利——因为他们厂子效益好，厂子专门设有冰棍站，因此，他们基本每周都会发一箱冰棍。我们这些平头老百姓的孩子为此羡慕不已。朋友家只有一个宝贝女儿，在那个物资相对匮乏的年代，朋友夫妻都舍不得吃冰棍，而这些冰棍除了送人，都成了她女儿的日常零食。

我记得当时上初中的女儿心里非常不平衡，向我埋怨："人家成天把冰棍当水喝，我吃一个3分钱的白糖冰棍就跟过年一样，太不公平了。"

但是，当朋友的女儿进入青春期以后，问题逐渐显现——她患上了严

重的痛经，每次例假第一天都痛得死去活来，并经常昏厥。其实，在之前我就已经提醒过朋友，女孩子贪凉对身体不好。朋友笑称："例假时没让吃，平时吃点没事。"

我百般劝告，朋友总不当回事，若再多说，则有"吃不到葡萄说葡萄酸"的嫌疑，于是我只能作罢。直至朋友带女儿来门诊找我，我才很严肃地告诉他们，女孩子贪凉的各种危害。

子宫是人体的重要器官，喜暖而恶寒，当女性下半身着凉时会导致女性宫寒，除表现为手脚冰凉、痛经外，还会影响女性性欲，造成性欲淡薄。同时，由于宫寒，血行不畅导致血淤，出现月经不调、白带异常、阴道内环境发生变化等情况，从而引发阴道炎、盆腔炎以及子宫内膜异位症等疾病，以上疾病均可引发不孕。

中医常说"暖宫孕子"，只要子宫、盆腔气血通了，炎症消除自然就会怀孕了。所以健康、"幸孕"的小肚子需要暖暖的。

现在很多的女性不注意"暖宫"，例如明明是深秋的季节，却还一如既往地穿着"露脐装""吊带衫"，甚至大冬天还在吃着冰棍、雪糕，殊不知不注意合理穿衣和饮食习惯，可能会令女性"宫寒"，患上不孕症。

子宫受寒的危害其实很多，作为女性一定要注意。

子宫受寒致痛经：子宫受寒，容易使子宫血气凝结，运行不通畅，容易导致女性痛经。

子宫受寒致黄褐斑：子宫受寒时，血气凝结，皮肤上堆积的代谢废物不能及时排出，久而久之，就会形成黄褐斑。

子宫受寒致闭经：月经与子宫密切相关，子宫受寒，必然会影响到月经，可能会使月经延迟，严重会导致闭经。

子宫受寒可能会不孕：宫寒如果没有调理好或者宫寒现象严重的话，很难怀上小孩，甚至会不孕，所以谨防宫寒。

在中医养生传统中，女性体质属阴，不可以贪凉。即使在炎热的夏季，冷饮、冰茶、瓜果等寒凉之物也不可以贪多，更何况那些一年四季吃冰激凌的人。吃了过多寒凉、生冷的食物后，这些食物进入体内会消耗阳气，导致寒邪内生，侵害子宫。

肚脐是人体最薄弱的部位，风寒极易入侵，现代女性如若常穿"露脐装"会使身体受凉，导致女性宫寒，干扰女性内分泌系统，部分女性可能会因此造成月经失调、痛经等妇科病症，这将不利于怀孕也很可能导致不孕。腰线和肚脐虽然能性感地展现女性的美。但是对于今后想孕育新生命的女性来说，少穿"露脐装"为妙，不合时宜的穿衣及饮食均可引起不孕不育。

另一方面，除了要注意肚脐和腰部保暖之外，女性足部的保暖也很重要。秋季早晚温差大，喜欢赤脚穿时尚凉拖的女性极易因此受寒着凉，导致子宫、下腹部血液循环不畅，造成经期提前或延迟，严重者还会因子宫肌痉挛、组织缺血而致痛经，长期不注意治疗和护理可造成不孕不育。俗话说，病从寒起，寒从脚生。女人尤其如此。

因此，我在这里建议女性朋友，在天气转凉时，最好不要为贪图方便赤脚穿凉拖，不论是在室内空调房里还是在室外，最好穿双薄丝袜。如想提高受孕概率，避免不孕的出现，则应当"暖宫"，这样才能"孕子"。这就要求女性朋友在日常生活中注意一些细节，如寒冷时注意保暖；夏天不要因为贪凉将空调调的过低；不要过多的食用冷饮；经期注意保暖；避免用冷水洗澡；注意保护肚脐、脚心不受凉等。

但任何事物并不能绝对避免，在炎热的夏天，为了避暑，吃些寒凉食物无可厚非，那么女性应该如何吃才不至于伤害到自己的"孕力"呢？

吃凉尺度：最好只在盛夏季节吃冷食，而且别吃刚从冰箱里拿出来的食物。不过这个尺度可以自己把握，体燥、火气大的人可以多吃一点，别吃太多就可以了，例如吃冰激凌一天不超过一个。

吃凉顺序：有凉、热两种东西要吃时，最好先吃热的，后吃凉的，如果顺序颠倒，凉气就会被热气顺势下压到子宫，带来伤害。

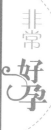

分辨寒食：除了从冰箱里拿出来的食物之外，有很多食品，虽然在常温下食用，但它的本质却是寒性的，例如山竹、梨、绿豆、冰糖、苦瓜等，即使是加热后，也要分季节，适当少食。

餐前姜茶养成习惯：餐前可以喝一杯姜茶（一片姜，以开水冲泡，趁热喝下去），它可以主动化解寒凉食物或是凉性食物中的寒气，在饮食上替你的子宫把好关。

月经期间的你身体更加的脆弱，子宫也一样，经期千万不要吃冷饮，夜间睡觉无论是吹空调还是电扇都要记得在肚子上盖上东西，避免子宫受寒。年轻的女孩子，一定要注意寒冷的问题，只有防患于未然，戒掉不良的生活习惯，才能避免疾病沾身，以免因一时之快造成终身的痛苦和遗憾。

6. 上班族要注意，熬夜也能熬出不孕症

我快退休时，门诊遇到了一对非常棘手的夫妻。这是一对家境、工作都不错的夫妻，朝九晚五，没有工作压力。妻子 28 岁，丈夫 30 岁，都处于比较好的生育年龄。但事实上，他们备孕很久也没有怀上，小夫妻非常沮丧："我们只想要一个我们爱情的结晶，怎么就这么难呢？余大夫，男孩女孩我们都喜欢，漂亮与丑我们都不要求，聪明与笨我们都不关心，咋就是怀不上呢？"

这个案例我也很棘手，检查报告都攒了厚厚的一摞，妻子一切都正常，可就是不排卵，丈夫不抽烟、不喝酒，工作也没有压力，精子活力就是很低。

我已经为他们调理了半年，想不到最后的检查报告还是没有大的改变。我都是要退休的人了，想不到这个"收山之作"，却令我束手无策。

　　这时候的我与他们一样焦虑，一个医生发现一些医学上没有办法解释的事情，真的是很有挫败感。

　　那天黄昏，夕阳将金黄色的光辉洒在一堆检查报告上，隐隐散发着它对我的嘲弄，没有别的病人，我们三个坐在门诊室里一筹莫展。

　　"要么，去北京看看吧，大城市的专科医院总是要专业一些，即使最差的结果，也能做个试管婴儿。"沮丧使我说出了最颓废的话，要知道，没有查明病因，而建议一对身体状况良好的夫妻做试管婴儿是一件极不负责任的事情。

　　"妈妈！"这时，女儿推门而入，我这才发现已经下班了，与女儿约好了她来接我一起去外面吃饭。"啊！对不起，您还有病人呢，那我在门外等会。"

　　"不用，不用。"那对夫妻马上站了起来，丈夫说，"我跟余大夫说几句话就走。"

　　我叹息道："其实，我也不知道该怎么建议你，一切正常，但就是不排卵，精子活力低，我很难判断出是因为什么原因而造成的。"

　　"是不是精神压力大啊？"一旁的女儿快嘴地插了进来，"你们可以转移下注意力啊，比如玩玩游戏，看看电影都是不错的方式呢。"

　　"别乱插嘴，很不礼貌。"我微嗔。

　　"我们平时生活很丰富的，"可能年龄比较相近，小妻子立马接话，"晚上我通常在看韩剧，他打游戏，什么时候累了什么时候就睡觉了。"

　　"是吗？打什么游戏啊？"女儿的眼睛开始放光。

　　"魔兽啊！"男孩子回答。

　　"嚯，那个得玩命练级啊，很辛苦的。"女儿立马来了精神。

　　"可不是，他半宿练级，我半宿看韩剧，谁也不妨碍谁。"小女孩也笑了。

　　"啧啧，我可真美慕你们，以前我也喜欢打游戏看韩剧，我是从'泥巴'

163

一路打过来的，现在不成了，工作越来越忙，早金盆洗手了。"女儿不无惋惜地说。

我马上问小女孩："那你们平常什么时候睡？"

"早的话一两点，晚的话就没谱了，韩剧和游戏都上瘾。"女孩子回答。

"好吧，孩子们，那就是说，你们每天最多睡5个小时？"

"差不多吧，有时候，我们还要为了要孩子努力一下，多数时候到不了5个小时。"女孩回答。

"行了，我想你们暂时先不用换医生治疗了，这样吧，从今天开始，每天最晚别超过10点上床睡觉，3个月后再来复查，若还是这状况，你们再换医生吧。"

半年后，他们如愿怀上了孩子，而我也光荣退休。

事实上，因为他们俩年轻并且平时没有压力，也不用加班、倒夜班，所以我先入为主地认为他们的作息是正常的。

医学研究表明，熬夜的人患慢性疾病的概率比抽烟或喝酒的人还要高出28%，并且身体的部分器官会受到损害。如果长期熬夜，睡眠长期不足，生物钟就会被打乱，导致内分泌失衡、免疫力下降、性功能与生精造精功能下降，这就势必会影响男性精虫活动力与数量，严重者可导致不育。

如今，我国在优生优育方面面临严峻挑战。20世纪70年代，不孕不育人口比例在3%以下，但根据最新的调研，全国约有400万人不孕不育，比例已达到12.5%。至于其原因，除了女性输卵管、子宫疾病等因素外，男性不育也大量增加。据估计，全国有1000多万中青年男性没有精子或精子发育不良，虽然有精液，但精子都是死的或畸形的。在上海，约有10万男性不育，在不孕不育门诊里，男性已占到四成。其中，"80后"男性不育比例在逐步上升。而这些年轻男性中的很大一部分，其不孕不育的原因均与生活习惯相关。

熬夜对女性的影响则更复杂，多种性激素都是在熟睡状态下才能产生，而且时间一般在晚上 10 点到凌晨 6 点。这段时间如果老是不睡，身体自然没办法产生多种激素。很多人仗着自己年轻，觉得熬一熬不会有问题，殊不知，有些女性表面上看外观还没出问题，但身体内部分早已经悄悄老去，而这就是卵巢早衰的信号，卵巢储备功能下降了。

对于很多 40 岁以后的女性来说，卵巢储备功能下降可以理解，但对于小年轻来说却是非常不妙的事情。卵巢储备功能下降，正是卵巢早衰的早期警告，好比是漂亮的脸上起了皱纹。脸上长皱纹也就老相点，而卵巢储备功能直接决定了卵子的质量。都说子宫是孩子的第一个房间，子宫的"土壤"可以通过中药和西药联合作用来调节。但是"土壤"再肥沃，种子质量不过关，仍然没有办法生成优质的胚胎。

而优秀的种子就需要卵巢来提供。因为排卵原因而引起的不孕不育症中，有 50% 是因为卵巢储备功能下降。但对于这些年轻的小夫妻来讲，如果其他检查都正常，其实任何药物都可以先不吃，先改善生活习惯，一般都能怀上。若仍怀不上，再药物干预不迟。

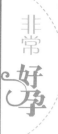

小结：想怀孕，不良习惯一定要改

现在的资讯非常发达，有利的一面是会让我们的知识面无限增大，而不利的一面是我们很难在其中判断出对错与选出适合自己的知识点。

有传说称，外出旅游时怀孕最好，因为没工作打扰，心情也不错，在大自然优美、幽静的环境中怀上的宝宝会沾点灵气，会更加聪明伶俐。事实上，一些调查发现，在旅途中试图怀宝宝的女性，有流产的，有继发不孕的，还有患泌尿生殖系统感染的，这些均与旅行途中的劳累无序和不卫生的生活有关。所以，在旅行期间还是以避孕为好。待旅行结束，体力和精力恢复后。再孕育出一个更优质的宝宝。

这样类似的传言我们在生活中屡屡遇到，却又真假难辨。而对于孕育下一代这样的头等大事，我们应该学会科学地判断与吸收，而不应盲从。

虽然每位准妈妈和准爸爸想要宝宝的急切心情可以理解，但正确的知识却是必不可少的功课。只有掌握了正确有利的方法与知识，好孕自然来。

第八章

放松心情来备孕，好孕自然来

　　心理压力是个人对任何加诸形体的各种需求而产生的非特定反应。一般正常活动，如一场球赛甚至一个热吻，都会造成相当的心理压力。适度的心理压力有利于人的进步和发展，但超过了人的承受能力，则将危害人的身心健康。

　　压力对于生殖系统的影响是备孕夫妻必须要学习的功课。

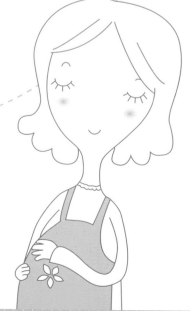

1. 心情放松，意料之外得好孕

说到备孕期的精神紧张程度，我印象最深的患者是一位 34 岁的女性。其实，她在 30 岁时就已经开始备孕，但备孕两年后仍然没有喜讯传来。经过多个专科医院检查，都没有查出她不能受孕的原因。

后来，她在朋友的建议下，去某知名专科医院做了人工授精，可惜没有成功。经过一年的身体调理，她再次做了人工授精，仍以失败告终。此时，她已 33 岁，她的丈夫 34 岁。

这些经历都是她在后来找我时告诉我的。我为什么会对与她的第一次见面印象深刻，是因为，她一出现并不是以患者的身份而出现的，或者可以说，她不是来找我看病的，而是请我帮她一个忙。

我只记得她挂的是我下午的号，并且非常靠前，但在叫到她时，她主动要求换到最后一个来咨询。我当时并没有太在意，在妇产科门诊，有这样要求的患者不在少数，多数有比较害羞的原因。

当我最后叫她进来时，礼貌性地问："身体哪里不舒服？"

她沉吟了一下，说："大夫，其实，我们哪里都没有不舒服。"

"嗯？那你们来找我的目的是？"

"我想请您帮我们个忙。"

"哦，在我职责范围内的忙，我一定会帮。"

"我明天带我妈妈来，检查我们为什么怀不上孩子，您当着我妈妈的面，就说是我的问题。"

"这个……我是大夫，所以我说任何一句话都要有证据，我也必须对我说的话负责。"我当时简直觉得这个女孩的要求太无理取闹了。

女孩子仿佛看出了我的不满，低着头，开始讲他们这3年的经历，从备孕，到人工授精，一路的艰辛、压抑与无可奈何。

最后，她眼中含着泪花，语气中带着满满的期盼和祈求："我跟我丈夫非常相爱，我也非常想给他生个孩子，可就是怀不上，谁也不能告诉我为什么。花了十几万（当时一个年轻人的月收入也就2000元不到），受了很多罪，最后还是什么也没有。所以我们俩不打算要了，再这么折腾下去，我们俩不是疯了就是散了。我们不想被家里人问，但总得给家里人个交代吧。如果我们实话实说，他们还得让我们要，我真受够了这样的生活。工作耽误了不说，人也弄得神经兮兮的，我们俩这三四年来成天彼此猜忌，家里人刨根问底，全乱了。我们俩只想回到当初简单的两个人的生活，虽然没有孩子，会很遗憾，但我们俩彼此相爱，牵手走下去；没有争吵，没有猜忌，也会幸福吧。"

我看着桌子上厚厚的一摞病例，也很无奈。每个人不只是活成自己想要的样子，她还生活在家庭、社会中，尤其生孩子这样的大事，总会承担过多的来自周围的压力。

女孩擦着眼泪继续说："我们俩商量好了，跟我家里人说是我的毛病，跟他家里人说是他的毛病，这样才不会有人想着拆散我们，才不会有人给我们脸子看。对朋友倒好说，就说怀不上，选丁克吧。反正，总之，一切谎言都是为了能让我们俩幸福地过完这一辈子。"

"我妈妈心细，要没有个大夫跟她说死，她不会信的，她本来就在怀疑是我老公有问题，老找茬。如果您再能帮我跟我婆婆说说就更好了，如果不能我也不难为您，让我老公去找朋友，看能不能找个相关的大夫给说说。"

我是一个母亲，我非常理解发生在她身上的事情，这也算是人之常情。

过了几天，我分别见了女孩的母亲和婆婆，但没有在门诊，毕竟这个职业是不容说谎的。我分别告诉两位母亲："您的孩子想要怀孕可能性很小，难度很大，所以请做好他（她）怀不了的准备。"

我用含糊的语言完成了女孩的请求，心情却异常沉重。在中国，如果选择丁克可能没有什么，如果怀不上，压力则会无限上升，而这对于一个正常人来说都不利于身体健康，何况是造人计划。我当时想，让他们放松一段时间也是一种治疗，或许会有出乎意料的收获。

我拒绝了女孩和她的丈夫请我吃饭的好意，然后继续在日常工作中忙碌着。

我很快忘记了这件事情，一年后的一个早晨，我刚到门诊，就看见女孩子站在我的诊室门口翘首期盼，她看见我就跟我的小女儿一般欢呼雀跃："余大夫，您可来了。我昨天下午问过护士，说您今天出诊，一早就来等着您，生怕您不来呢。"

她明显丰腴了不少，气色也好了很多，满脸洋溢着年轻人的激情，与上次的颓废截然相反。她跟我的小女儿一样，上来就挽住我的胳膊，凑到我耳朵边说："我告诉您个好消息，我可是第一个告诉您的哦，我首先想到的就是您，我谁也没说呢……"

我不禁莞尔："说半天，好消息是什么呢？"

"哦！对哦，我都糊涂了。我告诉您哦，我怀孕了！"

"啊！那真是个好消息啊！"我们俩像母女一样挽着胳膊进了诊室。

"是啊，昨天中午，我看见办公室抽屉里的卫生巾才想起来，好像很久没来例假了，晚了得有十多天了吧。想着月经不调这么厉害就去看看吧。谁知道去社区门诊人家就让验孕，我还跟大夫解释呢，说我有不孕症。那大夫可轴了，不理我，就是开单子，算了，单子也开好了那就验一下吧，好让那大夫死心。哈！结果一出来我都傻眼了——真怀上了！"

"你也够粗心的，都晚那么多天了，不说来看看。"我的嘴角也忍不住地上扬。

"可不是呗，这一年，我都不记日子，反正也怀不上，例假爱来不来。每天开开心心地生活，努力地工作才最重要呢。我当时怕不准，出门在药店又买了个试纸，回家一试果真是阳性。我当时就冲过来找您，护士说您今天才出诊呢。我一想，一定要让您成为第一个知道的人，所以我连他也没说。哈哈，我厉害吧。"

"傻孩子！现在怀上了可要好好养胎哦！"我宠溺地看着欢呼雀跃如同我的小女儿一般撒娇卖乖的女孩，心里是满满的喜悦。原来，幸福可以如此简单。

此后，我一直指导女孩保胎，一直到生下一个健康漂亮的女宝宝，宝宝白白胖胖，3.6 千克，身长 53 厘米。事实上，我孙女和外孙女的这些数据我都没有记得如此清晰，因为，她是那么的令人印象深刻。

2. 紧张是备孕的大忌

"这是典型的排卵紊乱，卵泡已经成熟，但就是不排卵，我先给你开点药吧。"我看着手中的检查报告，告诉那位明显很紧张的年轻女孩。

"大夫，为啥会紊乱啊，孕前检查的时候不是挺好的嘛。"

"你就是太在意啊，紧张、焦躁的心情就会影响你的内分泌。"

事实上，这个女孩不是一般的紧张。她是半年前来找我做的孕前检查，一切状况良好，也比较年轻，非常适合生育。

这样良好的身体条件，使得她认为不用避孕套就可以怀孕，为了早点

171

怀上，他们夫妻二人几乎天天都在努力造人。妻子到了该来例假的日子没有来，夫妻二人非常兴奋，然后买来早孕试纸，进行自测，结果显示为阴性。他们以为是早孕试纸的问题，于是换了很多种不同的试纸，还是没有出现阳性。一直测了7天，还是一样的结果，就来门诊找我让我帮她验血。

我认真听了她的叙述，告诉她："这只是太紧张造成的例假晚了，放松心情回家等例假吧。不用太紧张，只要找准排卵期，在排卵期内同房就可以，而且越紧张越不好。"

她的例假这次推迟了半个月。再一轮备孕时，在我的推荐下使用了排卵期试纸，可惜整整测试一个月，却没有测到强阳性，例假又晚了将近半个月。第3个月、第4个月、第5个月，例假都推迟，依然没有怀孕。

这次，她又出现在了我的诊室，我只能说她的紧张状况更加严重。

她告诉我："其实我也好想不紧张啊，不去想怀孕，但是控制不住，每天不自觉地在想怀孕，在想排卵期，就连做爱的时候，我也根本没办法专注起来，脑子里想的全是这次会不会怀上，连丈夫都被我影响，变得神经兮兮的，每次完事都会和我聊会不会中奖之类的话题，真是快疯了。"

我知道，现在再告诉她"不要紧张""放松心情"之类的大道理根本没有用，道理她全懂，就是很难做到。其实，很多夫妻都会这样，刚开始备孕时很轻松，但在打算造人时都会异常紧张，越是怀不上就越紧张，越紧张就越怀不上，逐渐进入一个恶性循环。

于是，我看着她的报告单，轻描淡写地告诉她："高度紧张而造成的忧虑、郁闷、神经质等不良情绪，会影响到精子和卵子的质量。所以你现在不太适合怀孕，所以暂时还是先别着急，我给你们开个调理方案，你们暂时调养一段时间的身体。"

"那我们需要避孕吗？"

"暂时先避孕3个月吧，3个月后可以不用避孕了，若有时间再来找我一趟。"

事实上，3个月后这个女孩并没有来找我，半年后的一个清晨，她来了，我这才知道，她婆婆摔伤了，大家忙于照顾老人，就疏忽了他们的造人计划，焦点从小夫妻的身上转到了老人身体的治疗上，谁知道，这个月居然传来了喜讯。

很多人求子心切，孕前准备阶段害怕不能正常受孕，精神压力过大，不断紧张焦虑。这样往往会适得其反，越想要孩子就越会影响受孕。焦急的心理会影响体内激素水平的分泌，导致身体机能发生不正常的变化，反而不利于正常受孕。

这样的情绪不仅会影响精子和卵子的质量，也会使受孕后因情绪的刺激而影响孕妈激素的分泌，使胎儿不安、躁动，影响他的生长发育。所以，这时，应先避孕进行心理调整，调整好后，可以适当转移注意力，比如参加一些有益的活动，读一些有意思的书，让自己的注意力尽量少地放在怀孕本身上。因为妈妈的情绪、每分每秒的状态都会直接传输给未来宝宝，影响正常受孕和宝宝健康。

还有这样一个案例，一对年纪比较大的夫妻，我印象中妻子好像超过了35岁，一直在我的门诊治疗不孕症，但他们无论如何努力都没办法怀上一个自己的孩子。

这对夫妻最后选择了做试管婴儿，第一次成功取卵15枚，配成8枚，移植两枚，冷冻6枚。然后，半个月后的化验结果显示停孕，HCG值翻倍停止。

第二次使用冷冻的受精卵，仍成功，但仍然流产了。

妻子原本打算再次取卵，却被丈夫制止了。丈夫在漫长的备孕过程中身心憔悴，有些难以承受这样的压力，事实上，妻子也已经在崩溃的边缘。

当时，他们来了我的门诊，问我："大夫，您说我们这样的家庭能领养孩子吗？我们不想生了，太累了，这么多年就为了这么一件事折腾着，是不是很没有意义啊。"

我不知道该如何回答他们，结果是他们从他们的堂兄弟家过继了一个孩子，因为种种原因，也只是家族里认可的过继，并没有办成法律上的领养手续。堂弟家是农村户口，第一胎生了个女儿，按照国家相关法律规定，4年后可以要二胎，谁想到，一生就生了一对双胞胎男孩，家里的经济状况让他们抚养三个孩子非常吃力。在家族老人的撮合下，便过继给他们一个男孩。

丈夫告诉我："是自己亲戚家抱养的，虽然说是过继给我了，但孩子太小，还是要吃一点他亲妈的奶。我们为了孩子都搬到农村去住了，等过了一岁，我们就断母乳，抱回城里养。虽然不是自己亲生的，但自己一手带着，那是真心地喜欢啊！余大夫，您就放心吧，我们俩现在挺好的，一心为了孩子，一定把他当自己的亲生孩子一样养大。"

但计划总没有变化快，3年后，常年不孕的妻子居然怀孕了，并且各项指标良好，最后生下一个健康可爱的女儿。

后来，再次见到这对夫妻时，我不由地问到了当初过继的儿子的状况。

丈夫笑着跟我说："还一样是我儿子啊，毕竟自己亲手带大的，只不过他有两个爸爸妈妈，毕竟血浓于水。他的亲生母亲怕我们照顾不过来，其实也许是怕我们对他不好，主动提出她来帮我们带，我们每月付给他们抚养费。其实，他们真多虑了，咱西北人没儿子哪行啊，等孩子该上幼儿园的时候，我们一定要接回来在城里上，男孩子的教育非常重要。这样真的挺好的，我儿女双全，女儿也有一个哥哥。以后我的家产肯定是分给他们俩的。"

事实上，这样的案例非常多，因为紧张、焦虑而引起不孕的患者，当注意力被其他事物所吸引时，往往会在不知不觉中怀孕。

3. 越焦急，越不容易怀上

临床上，有很多女性都是在备孕的过程中产生焦虑的心理。备孕很长时间了，还是没有怀孕，于是就怀疑自己得了不孕症，十分紧张。盼子心切，加上家人的压力，于是焦虑不安。

这时候往往会病急乱投医，相信民间的各种"秘方""名医"，甚至有的夫妻会相信风水、巫医之说，千里寻医在所不惜，东碰西撞，弄得自己更加紧张。要知道越是长期这样紧张，形成心理障碍，就越是难以怀孕。

消极的心理只能增加疾病的程度，而积极的心理才是有益于身体健康的。大量的临床资料证明，精神过度紧张、心理发生障碍，往往会导致内分泌功能紊乱、排卵障碍，形成越想怀孕越难以怀孕的局面。这一道理，患者本人要明确、家人也要明确。

而中国的家庭观念往往使得一大家子人都将焦点放在备孕的小夫妻身上，这样会让备孕中的夫妻生活在一个非常负面的生活环境中，压力只能越来越大，焦虑只能越来越严重。

所以，不仅是患者本人，其相关的一切朋友及家属，都要明白"不孕"只是暂时的，不必为此而紧张。应调整好心态，到医院做一个系统的检查，看看是因为生理问题上的不孕，还是因为心理障碍导致的不孕。如果是后者，那就要及时调整。打开心扉，正确面对这个问题，相信自己是可以怀孕的。多跟朋友、家人、医生沟通，及时反应自己的情况，让家人朋友及医生帮助调整。

备孕出现紧张心理会造成什么危害

讳疾忌医：很多心理因素引起的不孕患者，往往心思很重，认为不孕不育症是一件羞于启齿的事情，长时间没有怀孕也不敢去看医生，羞于提及，觉得是一件丢脸的事情。这是一种非常错误的想法，只会让紧张心理越来越重。一味地讳疾忌医，逃避看医生，自己单方面地认为是不孕症，危害是很大的。长期认为自己不孕，容易形成不孕心理障碍症。如果只是心理障碍的话，那么通过调节情绪，得到解决的概率是很大的。逃避医生只会让解决的机会溜走，让原本可以顺利怀孕的身体在自己的消极对待中真正成了不孕的了。

压力过大导致假性怀孕：临床上不乏见到很多前来就诊的女性例假没来并出现恶心、孕吐、嗜睡等早孕症状，他们高兴地认为自己肯定是怀孕了。到医院检查之后却发现根本就没有怀孕。这些假象都是"假性怀孕"的表现，多是心理因素造成的。出现假性怀孕症状的要么是一些内心十分渴望怀孕的女性，要么就是一些不愿意要孩子，房事后总是担心怀孕的女性。不管是渴望还是害怕，因为心理压力过大，往往会造成生理上的一些变化，比如内分泌紊乱、月经推迟等，甚至还会出现恶心、呕吐等怀孕假象。如果不及时到医院检查，停经 4～6 个月后可能还会自觉出现"胎动"，继而脂肪肥厚、腹部膨隆，完全呈现出怀孕的现象，但并不是真的怀孕。因此，备孕期的夫妻不能单纯凭借停经就判断是怀孕，有时候突发停经也很可能是妇科疾病造成的，所以确定是否怀孕要到医院进行正规检查。

那么，备孕期出现紧张、焦虑应该如何解决呢？

忌把怀孕当成唯一"正事"

越来越多有知识的夫妻已经意识到，各种压力、生活不规律、生活节奏太快等会影响女性的受孕，因此经济条件比较稳定的家庭，会选择让妻子辞职或者找个闲职，没有工作压力，全力以赴跑医院，做检查，做治疗，积极备孕。能有这样待遇的妻子应该让人羡慕才对，但是临床上见到的情况却不尽如人意。这样的"悠妻"焦虑程度不但没有减轻，反而加重了。这也就是为什么专门在家等着造人的女性会比职业女性更容易患上备孕期心理焦虑的原因。

这就像高考一样，家长为了让孩子专心学习，在家里连说话都不敢大声，甚至出现"高考家长为消声毒死整池青蛙"的事情。过分关注给人的压力是无形的，被关注者就像被一张大网笼罩着，他们无法动弹，呼吸困难，恐惧、害怕。

因此，女性及其家属在备孕期间应该明白，注意力太集中这件事情上，任何细微的情况都会无形中被放大，患得患失，紧张焦虑，顾虑重重。受孕本来就是一件自然的事情，若在备孕的过程中经受很多煎熬，正常的生活节奏被打乱，准妈妈会感到自己处于和以前不一样的生活中，她们认为备孕本身就是一种"非正常状态"，是被关注的、被质疑的。那么无论是对生理性不孕还是心理性不孕，这样的心理反而会影响备孕的效果。

当已经出现不孕的迹象时，更应该放松心情，由于无论何种原因造成的不孕，即使需要医生干预治疗以后再受孕，其治疗目的也只是帮助女性创造出"常态"，再去受孕，比如排出一个正常的卵子、培养出正常的内膜、让输卵管正常、通畅等，而不是为了制造出高压环境。

因此，备孕期的女性不能将怀孕的事情看得过重，甚至打乱生活节奏，但为了迎接宝宝的到来，可能要减少出差、加班、放弃晋升或者更有诱惑力的工作机会，但是不要完全没有自己的生活，整天觉得怀不上孩子就对不起自己、对不起老公、对不起全家人等。

那么这就需要女性做到：坚持上班工作，避免出差、加班，即使换了清闲的工作也要认真完成，不要自己放任自己，工作时间短了，压力小了，但是质量应该保证；业余生活要安排充实，找自己喜欢的事情做，分散注意力，日常的工作生活仍然是第一位的。即使辞职在家等着造人也不代表没有"正事"可做，每天的生活起居要更加合理地安排好，保养身体也是学问，要把养生保健当成目前的"正事"，购物、读书、锻炼身体、心理疏导、音乐艺术等修身养性的事情，也需要"认真"二字。

另一方面，夫妻间的感情营建也非常重要。备孕中的妻子的确是被保护的重点，但备孕中的丈夫也很脆弱，夫妻两人应该共同面对困难，互相支持，互相鼓励，共同承担。而科学的性生活是缓解压力的最佳良药。

但如果你三句话不离怀孕的事情，就是过分焦虑的表现了，需要进行心理疏导了。这种情况我建议暂时避孕，调节身体，若焦虑仍未缓解，则要去看心理医生了。

忌盲目"自主治疗"

有这样一个经典的病例：女性，39岁，婚后半年未孕，自然周期检测卵泡发育，左右卵巢仅有1～2个卵泡发育，自认为很满意，因为她知道女人每月只排一个卵，所以觉得自己的卵够用了，不接受医生促排卵治疗建议，结果不久后B超检查左右卵巢已经没有卵泡出现了，这才着急找医生，可惜医生告诉她情况已经很糟糕了，医生说："即使做试管婴儿也要有卵泡才行啊！你这个年龄的女性，生育能力肯定是一个月不如一个月，不是看起来很健康的人生育能力也好的，生育能力和年龄关系非常密切的！你虽然没到40岁，但是卵巢功能已经早衰了！如果早些时候听医生的建议，促排卵治疗，肯定比现在有希望的多。"

这种令病人追悔莫及的病例临床并不少见，因此给不孕不育症患者一个忠告，千万不要觉得自己真的"久病成医或者能自学成医"。

现在网络上各式各样的知识非常丰富，不孕不育症的话题又是热门，很多在治疗中的夫妻，特别是女性，都喜欢在网上"自学成医"，感觉自己最明白自己的情况，自己能给自己做诊断，甚至制定治疗方案。在进行不孕不育治疗时，总是希望医生按照自己的思路进行，对医生的意见和建议总抱着质疑的态度，勉强配合，心里却打鼓，甚至不配合。这些病人去过很多医院，最终没有经历过一次完整、正规的检查和治疗，耽误了时间，也浪费了财力、人力。

事实上，计划怀孕的适龄夫妇如果连续尝试两三个月均没有结果的话，一般不用担心，因为医学上认为，在未采取避孕措施，规律的性生活的情况下，一年未孕的才诊断为不孕不育症。但年龄超过35岁的女性，如果连续尝试两三个月均没有结果的话，就应该及时检查了，这样能避免浪费时间，少走弯路。

在不孕不育门诊中，经常会出现这样的事情：治疗是个长期的过程，要进行不断的监测及检查（如卵泡发育及精子质量），以便医生随时调整治疗方案。因为患者总是会被每次的检查结果纠结，然后就去网络上寻找各种信息，这样做的结果是怀疑医生的治疗方案，并中断治疗。但每个患者的情况不同，其治疗方案与进程总是会千差万别，而网络上的各种信息往往会出现以偏概全，或非专业人士的一知半解的解答，那么，被延误的往往是患者本身。

所以，备孕期的夫妻要做到：在网上只看积极的医患关系的信息，消极的东西不要相信，善意的自欺欺人有时候是必要的。在你选择的医院中，找一个你真正信任的医生，把自己的所有难题交给医生处理。在备孕中一定会遇到你不懂的医学问题，最好的办法是问你的主管医生，若医生的解释不彻底或你不满意，你可以找生殖专业的医生询问，不要随便找个学医的就问。如果遇到别的专家的意见和自己的主管医生不一致时，要正面地、直接地向自己的主管医生提出来，不要在自己心里纠结又不敢说出来。

同时，不要太过关注自己的身体变化及备孕本身，性生活的高潮可以让女性的子宫收缩，输卵管蠕动加强，所以即使你真的有排卵障碍，那么你直接可以将预测排卵期的任务交给医生去解决，而你只需要更好地享受你的性生活，甚至你的日常工作与生活。

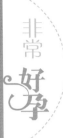

4. 准妈妈要知道，心情好，好孕来得快

在门诊中，经常会遇到一些前来就诊的年轻女性跟我说："我都没玩够呢，真不想要孩子！""我自己都还是孩子，怎么要孩子啊？""家里人催的要命，其实我很怕生孩子的。"……

毫无疑问，一个新生命的诞生往往会给一个家庭带来翻天覆地的变化，家庭的重心从事业、爱情转向孩子，而夫妇俩自由自在的日子便要终止，随之而来的是为孩子付出时间和精力。因此有些夫妇做出不要孩子的选择是可以理解的。亦有许多夫妇一想到将为人父母时，很自然地忧虑起来。面对子女的教育、健康及安全，还有经济的压力、母亲对事业的权衡取舍及将会为孩子失去自由的失落感等问题都放到了桌面上。因此，备孕期的夫妻，焦虑一方面来自"怀不上"孩子，另一方面则是这些非常现实的问题。

这时的心理问题，主要集中在以下这些方面。

焦急心理：有些女性得了不孕症（或怀疑自己得了不孕症、或暂时未受孕成功），由于盼子心切，就病急乱投医，越投医越焦虑，最后直接影响备孕期的生理与心理健康。

紧张心理：有些不孕患者，跑去接受"人工授精"，但是由于舟车劳顿，精神紧张，反而影响了受孕的成功率；有些新婚夫妇，实行旅游结婚，在外居住，出现精神紧张，导致丈夫出现暂时性阳痿；如果缺乏性知识、心理压力无法得到释怀，严重者会在日后发展成阳痿，导致不育。

恐惧心理：有些比较神经质的患者，对性刺激敏感，性交时怕痛，出现阴道痉挛，对性生活出现恐惧，不能很好地享受性爱，而只是当作怀孕的途径，最终导致多年不孕。需经过心理医生治疗并建立起正常的夫妻生活后，才可以怀孕。

悲观心理：有些人结婚前的夫妻感情很好，但是由于备孕时间过长而产生苦恼，最终对夫妻生活失去了兴趣，使夫妻生活产生不和谐，这样只会进一步增加受孕的难度。

怕羞心理：由于思想闭塞、产生怕羞心理，不敢到医院检查，待年龄大了，心里着急了，才硬着头皮去找妇科医生治疗。很多高龄产妇都很晚找医生治疗，耽误了治疗的时机。

抑郁心理：很多备孕时间过长者，都会出现精神疲惫、抑郁易怒、胸闷乳胀、四肢无力、腹部胀气、苦恼万分、精神压力过重等情况，最终导致抑郁成疾。

"幻想"心理：何谓"幻想妊娠"？就是之前我们提到的"假孕"。这是由于这些女性多年不孕、盼子心切而造成的结果。据研究，这与心理因素有密切关系，通过下丘脑—垂体—性腺轴，体内正常的内分泌环境被破坏，而引起了体内的孕激素增高，从而抑制排卵，出现闭经。由于心理矛盾可转换成躯体症状，所以出现恶心、呕吐、胎动等症状，医学心理学上又称为"转换性癔症"。

另外，备孕期的准妈妈除了担心自己怀不上孩子之外，还有很多焦虑与生孩子本身有关。

担心怀孕会毁了曼妙的身材：事实证明，只要产前、产后坚持认真锻炼的年轻女性，体形很容易恢复原状，有些女性怀孕后的容貌反而比以前更加娇好。

害怕分娩时的疼痛：分娩时的疼痛只是暂时的，只要与医生密切配合，就会减轻痛苦，顺利分娩。

担心自己没能力带好孩子：谁也无法保证自己能成为一个完美的母亲，

而从孩子的立场来看，那种能够与孩子一起成长的母亲才是好母亲。通过浏览杂志书籍可以补充养育知识，另外，你可以登录一些比较火热的专业亲子网站，与有经验的妈妈进行交流。

那么，备孕期的女性该如何排解这些不良心理？

事实上，法宝只有一个，那就是保持孕前乐观和平静的心绪。从备孕之初，准妈妈要努力调整自己的情绪，以一种积极、乐观的心态面对生活。在备孕期间，要保持轻松愉快的心情，可以多参加一些有趣且有意义的活动，尽量减轻工作和生活所带来的心理压力。要相信，只有你保持积极、乐观、快乐的心情，才会孕育一个同样健康、乐观、活泼的孩子。

在这里，需要特别注意的是，大龄女性应尽早消灭心理压力。在医学上，年龄大于等于35岁的女人被定义为"高龄产妇"，是分娩中需要多加注意的高危人群，而大龄女性会承担更多的心理压力。随着就业压力的增大，很多职场女性面对激烈的竞争而不得不推迟"造人计划"。当想要孩子时，生孩子的压力和工作的压力常常令职场女性精神紧张，甚至不少白领女性怀疑自己得了"不孕症"，四处打听求子的秘方。

大龄职业女性在备孕期往往会担心下面这些问题。

以我的年龄是否可以顺利度过孕期：根据最新的研究显示，一个健康的大龄准妈妈，除了在染色体基因变异方面发生的可能性会高一些外，其他各方面的状况都和其他年龄段的准妈妈没有太大的差异。而且，大龄准妈妈顺利进行自然分娩的成功率也在不断增加。

大龄产妇生出的孩子会不会健康：只要在孕前做一份充实的备孕计划，做好孕前检查，避免做不利于胎儿发育的事情，大龄女性和普通女性一样可以生个健康、活泼的孩子。

事实证明这些担心是多余的。反而由于职场女性长期处于紧张、焦虑的情绪中，出现了内分泌失调和月经紊乱的状况，于是严重影响了女性的正常排卵，大大降低了受孕的概率。因此，大龄职场女性备孕更需要缓解工作压力，释放紧张的情绪，让自己在轻松、愉快的氛围中"好孕来"。

5. 准爸爸的焦虑心情，一样让人操心

　　说到这个话题，我想起一个很有意思的案例。有对夫妻第一次来门诊的时候我就发现丈夫比妻子更焦躁不安，整个备孕咨询过程都是他在提问。他在担心是否怀得上、怀上了是否能坐住胎、能否顺利生产、孩子是否会健康等问题。

　　毫无疑问，这样严重的焦躁心理也传染给了妻子。好在妻子是个大大咧咧的女性，并且对怀孕这件事并不算太上心，在我的一再指导下，妻子回归到一个比较理性的状态。值得庆幸的是，他们的备孕期并不长，妻子很快就在丈夫的焦躁中怀孕了，但新的问题也出现了。

　　当妻子出现第一次孕吐时，没有超过一天，丈夫也出现了同样的状况，夸张的是，甚至整个孕期，丈夫的妊娠反应比妻子还要严重，他有恶心、呕吐、嗜睡、喜好酸辣、周身乏力、头痛、心烦意乱等莫名其妙的症状。这就是典型的"丈夫妊娠反应"，是由于过度的心理焦虑而引起的。

　　一提起妊娠反应，人们都以为这是孕妇的事儿，其实，有些孕妇的丈夫，也可能发生"妊娠反应"。通常情况，他们的反应与妻子不同，不是恶心、呕吐和嗅觉异常敏感，而是周身乏力、头痛、心烦意乱以及其他的一些心理异常症状。

183

其主要原因是，他们的所有注意力都集中在妻子和胎儿身上，当妻子确定妊娠后，丈夫们在欣喜的同时，也和妻子一样增添了许多心理负担，其中主要有以下几个方面：妻子体弱或年龄偏大或身材矮小，丈夫会担心妻子流产或难产；家庭负担重，妻子怀孕后丈夫的家务劳作负担加重，尤其是那些平时很少做家务的丈夫，开始会感到紧迫感和不适应；由于担心性生活可能危害胎儿及妊娠的妻子，使得性欲降低，即使是青壮年男子也会发生不同程度的性心理障碍。

事实上，与"丈夫妊娠反应"一样，备孕期的准爸爸往往也同样会出现这些担忧与焦虑。这样不健康的情绪虽然可以理解，但会影响精子质量，也然会带给备孕期的妻子不良影响。

如果双方决定要个孩子，丈夫就要对妻子体贴照顾，为孕育创造一个舒适、愉快的环境，让妻子有一个平静、愉悦的心态。同时，准爸爸一定要进行自我心理疏导，不要在精心呵护备孕期妻子的同时，让自己的心绪失了淡定。要知道，怀孕不是一朝一夕就能完成的事情，更不是一件多么艰巨的任务，而是顺其自然、顺理成章的一个过程。即使如何着急、担心、焦虑，都不会对怀孕这件事带来任何益处，反而会给备孕造成负担。

另一方面，许多男人在备孕期之所以会产生焦虑，是害怕当父亲后会分心，影响自己的事业。其实，研究表明，男人事业上的成功与做个好父亲并没有冲突，父亲如果肯花时间多陪陪孩子和妻子，与孩子的关系密切，那他们在工作上往往会表现得更出色，并会拥有一个令人羡慕的美满婚姻。

还有一种情况，"男人挣钱养家，女人相夫教子"，这种传统的家庭分工模式已深入人心。中国的很多男人认为，抚养孩子是女人的事，与自己无关，而在妻子抚养孩子的同时，自己的最大任务是拼命赚钱养家。那么此时，收入偏低的丈夫就会纠结，于是焦虑就会慢慢出现，日积月累，逐渐会引起备孕期焦虑症状的出现。

其实，即使在家庭内部，如果是妻子担任经济收入的主力军的话，丈夫也不必为了孩子出生后经济负担的加重而焦虑。在英国，现在有 60 万男性在家里当全职丈夫，是 10 年前的 10 倍。在美国，至少 170 万个失业的已婚男子靠妻子来支付家庭生活账单。世界各地"家庭妇男"增加势头有增无减。更有趣的是，国外一项调查结果显示：由"家庭妇男"带大的孩子智商更高，在学校里会取得更大的成功，在社会上更容易立足。由此，爸爸们的价值有了新的诠释。所以，如果你恰恰是收入低于妻子大军中的一员的话，也大可不必在备孕期为将来的经济负担而焦虑。

如果丈夫已经出现焦虑，妻子应该认真对待这个问题，不要轻视男子汉的这些身心异常表现。每位备孕期的准妈妈不仅要想到自己，关心自己身体的变化，与此同时，也要想到丈夫，了解他的心态，多关心、多体贴。夫妻间要经常谈心，相互勉励，增强信心，共同承担心理负担。备孕期的妈妈更要做个细心人，注意观察丈夫有无心理异常表现，一旦发现，就应帮助丈夫有的放矢地进行心理保健。

孕育是一个自然而然的过程，无论是急功近利或者担心焦虑都会在夫妻间彼此影响，因此，应避免过度依赖对方，莫名其妙发脾气等不利于夫妻和睦与沟通的行为，这不仅不利于备孕，更不利于夫妻间的感情。

小结：心情好，怀孕是个水到渠成的事

从少女到妻子，从为人女到为人母，这些变化都是女性一生中必然经历的过程。想当母亲，也是成年女性正常的心理渴求。但孕育一个健康、活泼的宝宝又是一个漫长而艰辛的过程。作为女性，自然要经历一个从怀孕、妊娠到生产、哺育的全过程。当然，未来宝宝的健康与妈妈的孕前、孕后的心理健康有着密不可分的微妙关系。因此，从备孕那一刻起，未来的准妈妈就要在心理上做好相应的准备。

从小伙子到丈夫，从为人子到为人父，也同样是一个男人的必然历程。一个男人不仅要呵护妻子，同时还要纵观全局，甚至妻子暂时怀上孩子，丈夫也要承受非常大的压力。任何一个男人都会因自己的精子使妻子的卵细胞受孕而感到骄傲。同时，如果妻子怀不上，丈夫也会怀疑自己的"能力"，这是男人最不能承受的压力。此时，丈夫良好的心理状态可以帮助妻子顺利度过备孕期、孕期的每一个阶段，也为未来孩子生长发育奠定基础，从而创造一个幸福、美满的家庭。

第九章

想怀孕，这些疾病要调理好

生命的孕育是个神奇的过程，它美好而又令人纠结。它之所以美好，因为一个宝宝的诞生会为你的生活注入新鲜的活力；而它之所以纠结，在于从备孕开始，准爸爸和准妈妈就在担忧一些和宝宝有关的事情，事实上，这样的担忧会延续一生。

有些担心是非常必要的，就拿备孕期来说，如果夫妻双方的一方有某种疾病，则要注意了。有些疾病不建议生育，有些疾病则需要治愈后再生育。

本章，我就带大家一起来了解这些恼人的疾病。

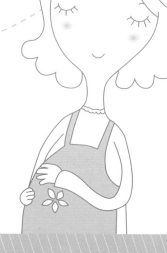

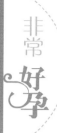
1. 如果你有这些病，怀孕最好缓一缓

"大夫，我有 XX 方面的疾病，是不是不能怀孩子啊？""大夫，我现在一身毛病，有哪些病应该治好后再要孩子啊？"

这样的问题我在临床上基本每天都能遇到。事实上，有很多疾病虽然看起来很磨人，但对于生儿育女这件事来说好像无伤大雅，但很多看起来无足轻重的疾病，却与我们的优生密切相关。按照优生学原则，一般来说，凡是给孕妇或胎儿带来不良影响的疾病在未治愈前都不能怀孕。否则，在患病期间怀孕，会使病情加重，并影响胎儿的生长发育，严重的还会因怀孕、分娩造成生命危险。

那么，有以下疾病的患者应暂缓怀孕，在稳定期或治愈后可在医生的指导下生育。

女性在高血压稳定之前不宜怀孕：高血压会给准妈妈和宝宝带来危险，高血压患者并非不能怀孕，但易引起子痫的发生，而且多是重症。在体检中发现高血压的准妈妈要注意生活起居，在怀孕前争取让血压恢复正常。另外，平时注意多进食高蛋白饮食，适当控制盐分的摄入。避免过劳、睡眠不足、精神紧张等。

女性患有糖尿病应在医生的指导下受孕：身患糖尿病的准妈妈患上高血压的概率比健康人高 4 倍，而且胎儿有可能生长过大，给分娩带来困难，

188

糖尿病孕妇流产、死产以及生出畸形儿的概率都比较高，因此可以说糖尿病是有可能给怀孕带来致命风险的疾病之一。不过只要在怀孕前接受适当的治疗，怀孕期间按时孕检、严格遵从医嘱，一般也可顺利生产，不必过分紧张。

女性在心脏病未平稳前不宜怀孕：凡有呼吸困难、易疲劳、心慌等症状的人应进行心脏检查，如果确诊为心脏病应在怀孕前进行治疗。在心脏病中，心脏瓣膜病、心内膜炎、心脏畸形等，只要症状不严重，日常生活没有障碍，也可以怀孕。但有任何心脏疾病的人的怀孕危险都高于健康人，所以孕检及分娩应选择有心脏病专业医生的医院，在必要时能及时接受医生的救治及生活指导。

女性有某些慢性病时不宜怀孕：如严重肾病、骨软化症、贫血（血色素在 6 克以下）、风疹、甲状腺功能亢进等疾病，在没有完全治愈之前应暂缓怀孕。

一方患有急性传染病时暂不宜受孕：患有急性病毒性感染，如流感、风疹、传染性肝炎、活动性肺结核、病毒性脑炎、伤寒、麻疹等，易造成胎儿畸形。乙肝病毒感染可使后代终生带病毒，且成年时期患肝癌的发病率增高。因此，传染病患者在未彻底治愈之前应暂缓怀孕。

梅毒、淋病等性病未治愈时暂缓怀孕：这类疾病对生殖健康的危害极大，应暂缓怀孕。例如：淋病性眼结膜炎对新生儿最严重的危害是致盲。单纯疱疹病毒感染，可直接通过胎盘感染胎儿，使胎儿出现小头畸形、先天性心脏病、肢体缺损等。患性病的夫妇应积极到正规医院进行治疗，待性病治愈后再考虑怀孕。

男女双方长期服用某种药物时应暂缓怀孕：因许多药物都可在不同的孕期影响胎儿发育，造成畸形。受孕前应找妇产科医生咨询，确认所服药物对胚胎无害才能考虑怀孕，或者停药一段时间后再怀孕。

女性在阴道炎等妇科病未治愈前应暂缓怀孕：霉菌性阴道炎会使胎儿在分娩过程中感染上霉菌。因此，患有霉菌性阴道炎的女性，应在治愈之后再受孕。而宫颈糜烂，一般轻度炎症不影响怀孕，如糜烂较重，如有人乳头瘤病毒感染或疱疹病毒感染，应治疗后再怀孕。

女性患有精神失常未治愈前应暂缓怀孕：曾患过精神失常的女性，会在妊娠、产褥及哺乳期复发，有的还会遗传。患有此类疾病的女性，均不宜轻易怀孕，应对疾病认真治疗，在充分休息及密切观察之后，根据病情及医生的意见，方可确定能否怀孕。

女性患有卵巢囊肿应在诊断治疗后再怀孕：据报道，一怀胎三月的孕妇，与丈夫亲热后，腹部开始剧烈疼痛，到医院诊断为突发卵巢囊肿蒂扭转，经医生开腹将已经变得紫黑的囊肿拿掉，并切除了左侧卵巢。值得庆幸的是，胎儿保住了。患卵巢囊肿的情况多种多样，卵巢囊肿有良性和恶性之分，也有大小之分，如发现恶性肿瘤应立即手术切除，并进行化疗以保全生命。如为良性肿瘤，也分赘生性和非赘生性两种。如果经检查发现卵巢良性肿瘤，应确定大小以及和月经周期的关系，如卵巢囊肿生长过快、过大，应尽早手术切除或剔除；有些囊肿如为畸胎瘤，可以发生蒂扭转，产生急腹痛；还有些囊肿壁较薄，易自发破裂，也发生急腹痛。因此在准备怀孕时应查清盆腔，如囊肿大于 5 厘米，应进行手术后再怀孕。如怀孕后发现有卵巢囊肿，应定期到医院检查，如在孕期逐渐长大，最好在怀孕 18 ～ 20 周内手术切除为妥。

女性在结核病未治愈前不宜怀孕：患了肺结核的女性在她们的结核病还在活动期阶段，要做好避孕，不要怀孕和生育。所谓肺结核活动期，主要是指有发热、盗汗、全身乏力、咳嗽、咯血以及胸部检查X线发现浸润渗出性病变、血沉降率升高等表现。结核病的治疗要在使用抗结核药等化学疗法的同时摄取充足的营养并静养，还要保持规律的生活。重症结核病患者要进行手术，治愈后是可以平安怀孕、分娩的。

由于女性在生殖方面的负担、风险大于男性，因此女性若在备孕期出现身体不适，尤其是一些病毒所引起的疾病，应慎重对待，若被医生确诊为治愈前不宜怀孕的疾病时，须在医生指导下进行治疗，康复前应认真避孕，配合医生治疗。

所以，带病怀孕可是件危险的事情，不仅可使自身的病情加重，对胎儿也有较大危险。不过，并不是所有的疾病都不能怀孕，有些慢性病虽然不能在短时间治愈，但经过合理的治疗、调理，病情好转后也可以在医生的指导下怀孕。备孕期、怀孕期间如果有不适症状要及时就医、及时治疗，以免发生危险。

2. 妇科疾病勤检查，给好孕吃个定心丸

临床上，经常有女性在检查时会发现妇科疾病，或严重或轻微，当我建议他们先暂缓怀孕，最好等治疗好后再怀孕也不迟时，很多女孩的第一反应就是："简单的阴道炎也不能怀孕？""你们大夫总是小题大做！""没事，以前的女人妇科病多了，照样怀孕！"

事实上，有很多妇科病都会影响怀孕，所以准妈妈在未怀孕前的首要工作就是"赶走"妇科病，好怀上健康的宝宝。

阴道炎症——"酸"死了精子

阴道炎是最常见的妇科病，也是最容易被人们所忽视的一种妇科病。健康女性阴道由于结构组织的特点对病原体的侵入有自然防御功能。如阴道口的闭合，阴道前后壁紧贴，阴道上皮细胞在雌激素的影响下的增生和表层细胞角化，阴道酸碱度保持平衡，使适应碱性的病原体的繁殖受到抑制，而颈管黏液呈碱性。当阴道的自然防御功能受到破坏时，病原体易于侵入，导致阴道炎症。

别小看阴道炎症，它会妨碍你的造人大计，这是因为引起炎症的滴虫或霉菌消耗了阴道细胞内的糖原，改变了阴道的酸碱度，使阴道内酸性程度更高。这时，精子进入阴道后，其活力被这异常的酸"消耗殆尽"，还没进入就已经阵亡。

所以，备孕妈妈一定要重视自己或轻或重的阴道炎，若发现阴道分泌物呈灰白色，很黏稠，甚至像面糊一样，均匀一致，但不是脓性分泌物，量多少不定，且有鱼腥味，就一定要去正规医院检查并治愈后再怀孕。

宫颈糜烂——阻碍精子前进的道路

宫颈糜烂也是临床比较常见的妇科病之一，现在医学教科书上已经改称为"宫颈柱状上皮异位"，以区别于宫颈炎。说简单点，就是宫颈内部有两种细胞，柱状上皮细胞和鳞状上皮细胞，正常时它们是处在一个动态的平衡上，当出现异常时，二者就像打仗一样互相抢占地盘。早期医学观察起来就像是"糜烂"，其实是这些细胞异位了，没有站在自己的岗位上。

听起来好像很简单，但此时，宫颈的分泌物就变得较多且黏稠，宫颈分泌物中含有大量的白细胞，精子最终被黏糊糊的道路阻碍，并被白细胞所吞噬。

子宫肌瘤——让精子进不了输卵管

子宫肌瘤其实是子宫中最常见的一种良性肿瘤，多发生于中年女性，常见年龄为 35～45 岁，近三成的子宫肌瘤患者不孕。其原因可能是由于肌瘤阻碍受精卵着床，或由于宫腔变形，输卵管入口受阻，妨碍精子进入输卵管。此外，有时子宫肌瘤伴随卵巢功能失调，也是导致不孕的罪魁祸首之一。

卵巢囊肿——影响正常排卵

卵巢囊肿可分为功能型囊肿、子宫内膜炎性囊肿等，主要表现症状为白带增多，腹痛、尿频、腰疼、乏力、月经紊乱等。卵巢位于子宫体旁，随着妊娠时子宫增大，卵巢肿瘤也会从盆腔上升至腹腔，活动空间扩大。卵巢囊肿首先可能导致月经失调和内分泌失调，同时可能影响卵子都无法正常排出。

3. 乙肝不恐怖，怀孕抓准时机就行了

曾经有一位女性患者，怀孕 4 个月建档时才想起上医院，化验单到手一看，她居然是乙肝病毒携带者，为"小三阳"。发现这样始料未及的结果，患者及其家属当时就傻眼了，跑了各种医院，有的大夫告诉他们，应该在胎儿时期注射一种疫苗，而有的大夫则直接告诉他们，孩子已经被感染，他们可以选择生下或者引产。此时，整个家庭都乱了手脚。事实上，这样的案例在临床上并不罕见。

众所周知，母婴传播是乙肝最重要的传播途径，我国约有 30% ～ 50% 的乙肝患者是母婴传播所致，成人肝硬化、肝癌 90% 以上是婴幼儿时期感染上乙肝病毒的。乙肝患者的体液具有传染性，体液具体包括精液，阴道分泌液、乳汁、血液、淋巴液、脑脊髓的液体、胸腔的液体、腹膜的液体、关节的液体、羊水等。这些都属于人体的体液，只要体液含有乙肝病毒，就具有传染性。

而母婴传播包括两方面的内容，一个是垂直传播，另外一方面就是水平传播。大家一直认为母婴传播就是垂直传播，其实不然。在宫内传播引起的只占 10%，怀孕期间在子宫内胎儿被传染的只是 10%，不是很高。主要的是在围产期和出生后的密切生活接触水平传播。作为一个大三阳母亲，

孩子出生后被感染性的可能性达到 90% ～ 95%，E 抗原阴性的乙肝母亲生下的孩子感染概率要比 E 抗原阳性的低一半，大概 45% ～ 40%。

但我们在临床上发现，很多家庭中，因为母亲或父亲感染了乙肝病毒而使自己的子女都成为乙肝病毒携带者。除了乙肝的母婴传播外，人们还发现患有乙肝的父亲也会将病毒传染给孩子。不同的是，乙肝的母婴传播主要是围产期将病毒传染给孩子，有可能在孩子出生前就已经感染了乙肝病毒，而乙肝的父婴传播主要是孩子出生后，由于孩子对乙肝病毒的免疫力缺乏，通过生活中的密切接触，感染乙肝病毒，这种感染方式，我们称之为水平传播。

父婴生活中密切接触感染乙肝病毒一般需要两个必要条件：一是孩子的机体免疫系统不健全或孩子继承了他们对乙肝病毒免疫的缺陷，使得在生活中接触感染乙肝病毒。二是孩子的皮肤黏膜的损伤给乙肝病毒的传染带来机会。而这种生活密切接触的感染主要发生在年龄较小的、免疫系统不健全的孩子中。

那么，乙肝病患者究竟能不能怀孕？万一怀孕了怎么办？

通常情况下，乙肝病毒携带者和经过治疗病情长期平稳者，完全能够结婚生育。事实上，大多数的乙肝患者是慢性乙肝病毒携带者，他们的身体无任何不适，能够正常地生活和学习，检查肝功也完全正常，这些携带者的检查结果通常只有乙肝病毒指标为阳性（大三阳、小三阳等），完全可以结婚生育。

乙肝患者怀孕应该注意婴儿预防治疗

对于携带乙肝病毒的孕妇，不论是大三阳、小三阳都应尽早注射"乙肝免疫球蛋白"，之后每月再加强注射一次。孕妇每月还应前往医院化验一次肝功能，并积极接受护肝治疗。婴儿出生后也应立即注射乙肝免疫球蛋白；作为乙肝病毒携带者的产妇，其乳汁中带有乙肝病毒，因此千万不要用母乳喂养。在喂养时，应该格外注意卫生。妈妈每次用奶瓶喂奶前，都要给奶瓶消毒，自己也要仔细清洗双手；平时不要亲吻孩子，更不要口对口地喂宝宝吃饭；应尽量减少同宝宝身体上的过多接触，自己用的洗漱用品，餐具要勤消毒，并且保证与宝宝的用品绝对隔离。

如果乙肝患者原先病情发作，身体不适，经过正规医院的正规治疗，获得临床治愈，病情稳定一年以上时间，身体无任何不适，肝功始终正常，这时也可结婚生育，宝宝一旦出生，必须及时按照"0、1、6方案"注射乙肝疫苗。此外，在新生儿出生满2个月、满7个月时，还要抽血查"两对半"和乙肝病毒DNA，了解宝宝的免疫是否成功。

事实上，乙肝患者或乙肝携带者的伴侣也应积极防护。众所周知，性传播也是乙肝病毒的传播方式之一，男女双方如果一方为乙肝表面抗原携带者，健康一方也应在医师的建议下，进行接种乙肝疫苗。接种乙肝疫苗后，一般可维持3～5年以上的免疫能力，可在3年或5年后再重复接种，很大一部分人接种一次乙肝疫苗就能够终身受益。

对于人口比较多的大家庭来说，家庭中如果有一名乙肝患者，那么全家都应注射乙肝疫苗，全家都是高危人群。通常男、女都要停药半年之后再要小孩，这样才能保证优生优育。

但事实上，在妊娠期孕妇注射乙肝免疫球蛋白，也只能是减少孩子的宫内感染机会，不能杜绝宫内感染。有很多孕妇实施了阻断母婴传播措施之后，仍然有少数孩子会"免疫失败"。失败最常见的原因是宫内感染，即胎儿在母亲子宫内就被感染了。宫内感染是目前难以解决的问题，宫内感染一旦发生，孩子出生后采取的一切预防措施都没有用处。另一个失败原因是母体内所含有的病毒量太多，有研究指出，高病毒含量孕妇，即使曾多次注射乙肝免疫球蛋白，仍有43%的胎儿发生宫内感染。鉴于上述原因，对携带乙肝病毒的孕妇，一定要进行病毒定量检测。在采取"联合免疫多重阻断"的同时，可应用一些高效、安全的抗病毒药物，加大抑制病毒的复制能力，往往可能更大幅度减少胎儿的宫内感染。

乙肝患者什么时候不宜怀孕

现症的急性乙肝，伴有明显的肝功能异常，在没有使病情稳定以前，最好暂缓怀孕。乙肝病毒感染时间较长且肝脏损害严重，肝脏活组织病理检查证实为肝硬化，伴有明显的血小板减少，脾脏功能亢进，凝血功能障碍的。慢性乙肝患者肝功能异常较为明显，且肝功能波动较大，常伴有蛋白比例倒置或低蛋白血症；慢性乙肝患者伴有严重的肝外系统表现，如肾病、再生障碍性贫血等。曾有过怀孕史，但因肝脏不能承受而终止妊娠者；乙肝病毒感染者伴有妇产科疾患不宜怀孕者，如有重复剖宫产史者。

乙肝患者怀孕的最佳时机

一般只要肝功能正常，并且在一定时间内病情较稳定，不论大小三阳都可以怀孕；但大三阳患者最好先治疗再怀孕，大三阳需要在医生指导下进行正规抗病毒治疗半年或一年，而后停半年，检查合格后再考虑怀孕，停药期间选择避孕套避孕；准备怀孕的女性可以在受孕前 1 个月在医生指导下将抗病毒治疗的药物换成妊娠安全性较高的药物。使用干扰素治疗的乙肝女患者，则必须停药半年以上才能考虑怀孕。

4. 患了子宫肌瘤，不一定要切掉

有位 37 岁的女性，一直受子宫肌瘤的困扰，她盼孩子很多年，我见到她时，她意外怀孕，对于这次怀孕她喜忧参半，因为她有三个肌瘤，有大有小，最大的肌瘤有 7 厘米左右。在找我之前，她已经咨询过很多大夫，大夫告诉她，"肌瘤太大，孩子可能保不住，而且还可能出现大出血，会有生命危险。"几乎所有的大夫都建议她先做流产，再做肌瘤手术。她面对多年期盼而来的孩子实在不忍心放弃，于是找到了我。

经过多方检查后，我发现问题并没有那么严重，我认为在有效的指导下是可以妊娠的，但要时刻监护胎儿的发育情况。

事实上，在她的整个孕期，肌瘤也在随着胎儿的成长而长大，最后在进行剖宫产时，最大的肌瘤已长至10厘米左右。但有趣的是，胎儿的适应力非常好，她在"崎岖不平"的宫腔里找了一个最佳的姿势在里面嬉戏、玩耍，丝毫没有受到挤压。怕引起大出血，在剖宫产的同时，我没有选择切除肌瘤，而是建议她在一年后再做切除肌瘤的手术。虽然还要再经历一次手术，但对于抱得健康女儿回家的这个不算年轻的母亲来说，也是非常令人欣慰的。

子宫肌瘤是女性生殖器官中最常见的一种良性肿瘤，也是人体中最常见的肿瘤之一，又称为纤维瘤、子宫纤维瘤。有关子宫肌瘤的病因迄今仍不十分清楚，可能涉及正常肌层的细胞突变、性激素及局部生长因子中较为复杂的相互作用。而这位女性的肌瘤则是由于长期的工作压力而造成的，卵巢功能、激素代谢均受高级神经中枢的控制调节，故神经中枢活动对肌瘤的发病也可能起重要作用。

子宫肌瘤多见于育龄、丧偶及性生活不协调的女性。长期性生活失调而引起盆腔慢性充血也可能是诱发子宫肌瘤的原因之一。

有些子宫肌瘤患者伴不孕或易发生流产，对受孕及妊娠结局的影响与肌瘤的生长部位、大小及数目有关。

当子宫肌瘤发生肌壁间肌瘤和黏膜下肌瘤时，可能引起不孕，因为肌壁间肌瘤如果较大并向宫腔突出，会改变宫腔的形状，影响宫腔的解剖位置，尤其生长在近宫角的地方，阻塞输卵管或影响精子的上行速度，妨碍精子通过输卵管和卵子结合，也可能造成宫外孕，甚至流产。

黏膜下肌瘤占据宫腔，同样会影响受精卵的着床，也会造成宫外孕和流产。

但并不是所有患子宫肌瘤的女性都不能怀孕，肌瘤较小，生长部位靠近浆膜的一样可以怀孕，在怀孕期间由于子宫的血液丰富，肌瘤会生长较快，也可能发生红色变性，产生疼痛，甚至引发早产。肌瘤患者自然流产率高于正常人群，其比约 4 ：1。

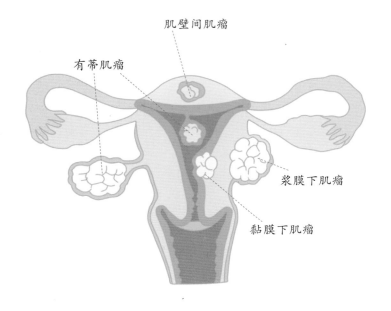

肌壁间肌瘤

有蒂肌瘤

浆膜下肌瘤

黏膜下肌瘤

子宫肌瘤位置示意图

因此患有子宫肌瘤的女性如果想怀孕，应在计划怀孕前去看医生，了解自己是否适合怀孕。如果肌瘤过大，建议先做子宫肌瘤剔除，痊愈后再怀孕；如果有黏膜下肌瘤，应在宫腔镜下先把肌瘤摘除再怀孕。

对于有子宫肌瘤的女性，如果已经怀孕，也不要一味悲观地认为必须要手术，而是应选择有经验的医生进行诊治，定期做产前检查，制定合理的治疗方案和分娩方式，同时决定如果做剖宫产是否同时摘除肌瘤等，科学诊治可以预防发生流产、产后大出血、胎位不正、子宫破裂等现象。

5. 贫血不是小问题，切莫疏忽大意

在信息发达的今天，很多人已经知道，贫血是准妈妈在妊娠期常见的一种并发症，妊娠后，由于准妈妈体内对氧的需求量增多，新陈代谢加快，同时子宫中宝宝、胎盘发育增长使血容量增加。在增加的血液中血浆增加要比红细胞多，因此形成了孕期血液稀释的现象，这属于正常的生理过程，医学上称为生理性贫血，且较多为缺铁性贫血。但长期的贫血，产前检查中如不及时发现和治疗，对母婴都会造成影响。

其中轻度贫血妊娠后对母婴影响较少；重度贫血可增加母体妊娠期并发症如妊高征、感染，甚至贫血性心力衰竭，而对胎儿影响则较大，如早产、胎儿发育不良、胎儿宫内窘迫等发病率均增加。

孕妇贫血患病率与孕周关系密切，城市孕妇 13 周前贫血患病率为 16.4%，孕 28 ～ 37 周为高峰，贫血患病率 41.4%，但孕 37 周下降为 32%。

女性朋友如果在怀孕前就已经是贫血患者，就需要谨慎对待。资料表明我国约 1/3 的未孕、未哺乳女性贫血，而哺乳期妇女及孕妇近一半贫血。我国育龄女性的贫血情况是比较突出的，哺乳母亲及孕妇的贫血情况较未孕未哺乳女性更为严重。因此，女性在怀孕前如有贫血，应在孕前进行咨询，并查清贫血的原因和程度，做出评估和处理，免得妊娠后贫血加重，甚至危及母婴安全。

对于缺铁性贫血、营养不良性贫血，在补充铁剂及营养后，很快就会

改善，等血象正常时便可计划受孕；由于慢性失血造成的贫血，如月经过多、痔疮等，也应在孕前进行积极治疗，不要将长期慢性失血延续到孕期，使贫血加重，痊愈后再进行受孕。

对于这类患者，我这里也有一套比较简便的自查方法。

这里需要提醒的，与上面我们提到的贫血不同，有些贫血患者若要当上妈妈，则需要比别人付出更多的努力。

再生障碍性贫血

再生障碍性贫血简称"再障"，是一组由多种病因所致的骨髓功能障碍，以全血细胞减少为主要表现的综合征。确切病因尚未明确，已知再生障碍性贫血发病与化学药物、放射线、病毒感染及遗传因素有关。各年龄组均可发病，但以青壮年多见，根据起病和病程急缓分为急性再障和慢性再障。

但在再生障碍性贫血患者当中，女性人群占多数，作为女性，可能做母亲是她们人生中来说最重要也最向往的，但是由于患上了再生障碍性贫血这种疾病，这种想法可能变成了一种奢望。再生障碍性贫血患者可以怀孕，但是如果血象化验各指标都非常低时，不适合怀孕。

由于怀孕后有很多的药物不能再用，而且随着妊娠月份的增加，人体的负担也会越来越大，贫血过重的话对胎儿和孕妇都有影响。专家建议再障患者治愈后，停药一段时间再考虑怀孕，以利于宝宝的健康成长。在妊娠 3 个月内，血红蛋白小于 40g/L 建议终止妊娠，中晚期时加强支持治疗，孕妇存活率几乎达 100%。

而对于那些已经怀孕的再障患者，给予高蛋白饮食，补充维生素；为了保证胎儿的氧供血红蛋白应维持在 80g/L 以上，若过低，可在孕期间断少量多次输血，以维持母体和胎儿的正常所需。同时，骨髓移植对妊娠女性来讲是绝对禁忌的，因为移植之前需要使用大剂量的免疫抑制剂和细胞毒性药物，对胎儿的生长非常的不利。另外，雄激素治疗在妊娠期间不宜采用。

地中海贫血

对于地中海贫血的夫妻来说，生育一个健康的孩子，可谓是人生最大的奢望。那么地中海贫血携带者，究竟能不能生出健康的孩子？答案是：做好筛查，一样可以生出健康的宝宝。

夫妇双方若同为轻度地中海贫血患者（地中海贫血基因携带者），怀孕以后，对子代的遗传概率是：1/4 为正常胎儿，1/2 为轻型地中海贫血（同父母一样），而 1/4 为重型地贫患者。地中海贫血的遗传与性别无关，男胎、女胎发病概率均等；夫妇双方只有一方为轻型地贫患者，他们所怀的胎儿只有 1/2 概率为轻型地贫，其余 1/2 是正常胎儿，不会孕育重型地贫胎儿。

未在婚前进行有关地中海贫血检查的夫妇，要求怀孕后早筛查，早诊断，确诊后流产是目前防止重型地贫胎儿出生、保障母体安全的唯一办法。对遗传咨询后确认为高风险地中海贫血胎儿时，应尽早通过羊水穿刺或绒毛取样后，进行基因检测。重要的是怀孕后一定要接受遗传咨询和产前诊断。

携带地中海贫血的夫妻，一旦怀孕，孕妇体检发现自己有轻度贫血时补铁宜慎重。必须先明确是缺铁性贫血还是地中海贫血。地中海贫血引起的贫血是由于红细胞破坏过多所致。此时铁从红细胞中释放增加，根本不存在缺铁现象，反而一些重型患者因铁负荷过重，导致铁色素沉着症，引起肝、肾功能的改变。因此当孕妇确诊为地中海贫血时，不宜补铁。

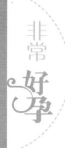

6. 得了肾炎，注意检查和治疗，怀孕不是难事

从医学的角度来看，怀孕后身体的血循环量比原来增加 30% 左右，肾脏的滤过亦相应提高 30% ～ 40%。如果肾脏有病变，不能适应妊娠的生理需要，就加重了肾脏的负担，极可能促进肾脏病变的恶化。不仅如此，肾脏病变严重的话，会干扰妊娠的继续，慢性肾炎伴有血压增高的孕妇，往往会伴有胎盘功能减退，胎儿血液供应不足，可发生胎儿宫内发育迟缓、死胎。严重的肾炎孕妇，其胎儿死亡率可达 50%。

事实上，对于肾炎患者来说，对男患者的生育能力影响不大，主要对女性有一定风险。随着胎儿长大，母亲的负担很重，有些人在怀孕过程中因身体无法耐受，出现急性肾功能衰竭，最终选择终止妊娠。有些妈妈产子后，肾功能进一步受损，尤其是狼疮性肾炎的女患者，如果不经过干预，怀孕后会导致病情恶化。过去因认识不足，药物等干预手段不多，因而禁止肾病女患者生育。

母亲有肾炎对胎儿的生长和发育或多或少会产生一些不利影响。研究资料显示，肾炎母体流产、早产的发生率较正常女性明显增多，新生儿体重不足也较多，甚至有资料说畸形儿的发生率也较高。从优生角度而言，以不生为宜。但从感情上却又有"因时制宜"的选择。的确，并非所有患肾炎的女性生育都会发生上述不幸，多数女性还是能够顺利分娩出健康的下一代的。有肾炎的母体对胎儿影响的程度与肾炎病情密切相关，病情重者对胎儿的影响大，病情轻者则影响较小。

现在有了既能控制病情又不影响胎儿发育的药物，肾炎不再是生育禁区，包括 IgA 肾病和狼疮性肾炎患者都可以生孩子。但肾病患者不可盲目生子。首先应进行规范治疗至少两年，待病情稳定后，经肾内科医生评估，再考虑造人。整个妊娠过程，必须由医生全程监控。接受透析的尿毒症患者在肾功能差的情况下，仍不可生育。

常常有这样的病人，年年体检血肌酐都提示正常，一夜之间突然发现血肌酐升高，并检出蛋白尿，此时肾脏功能已损失 50%。这不奇怪。血肌酐不是一个敏感的指标，有不少病人已经损失了四成的肾功能，血肌酐还是在正常范围。如果患者同时查尿常规，会发现血肌酐虽然正常，但尿里逐渐出现蛋白。而另一些肾病患者的蛋白尿并不多，也没有出现水肿。蛋白尿提示出现了肾损害，而极少数特殊类型的肾脏病往往没有蛋白尿。

所以肾炎患者，不仅只靠血肌酐值是否正常，有没有蛋白尿来判断自己的肾脏是否正常，而应该在专科医生的指导下对自己的病情有个真实的了解。

慢性肾炎女性符合下面 3 个条件时，妊娠过程才较安全：肾炎病情稳定，无尿路感染存在（病情是否稳定，应由肾内科医生下结论）；血清肌酐在正常范围；多次测量血压均在正常范围内。如果作肾活检，肾小球的组织改变应属轻型。另外，慢性肾炎女性怀孕后，要定期复诊，勿掉以轻心。

一个患肾炎的女性，选择了生孩子，就需要"知彼知己"。也就是说应更多地了解保健知识，保护好自己和胎儿。要定期到医院检查尿液、肾功能，测量血压，动态地了解这些项目的发展情况，一旦出现不利变化，能及早采取措施加以控制。平时要注意防止受凉、受湿和过度疲劳。饮食上一般不需要特殊禁忌，但应贯彻清淡而又富于营养，味薄而不需戒盐，低蛋白但不忌口，营养均衡但不暴饮暴食的饮食原则。酒及辛辣、刺激性食品尽量少食为宜。

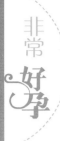

7. 糖尿病控制好，一样可以怀孕

　　之前我们已经提过，糖尿病患者有遗传风险，但门诊上经常会遇到糖尿病患者前来咨询如何才能降低遗传风险的问题。事实上，有研究显示，中国的糖尿病发病率现在已高达 11.6%，其中不乏很多育龄人群。每对育龄的夫妻，都渴望有个健康的宝宝，但是对于糖尿病患者来讲，能否怀孕却是需要慎重考虑的问题。糖尿病对胎儿的影响有：羊水过多症导致胎死宫内、巨大儿、未成熟儿、畸形儿，新生儿的低血糖、低血钙等，还有流产、早产、新生儿死亡、畸形儿等。

　　但这并不代表糖尿病人不能生育一个健康的宝宝。研究表明，如果糖尿病患者有医生指导的话，他们生出有出生缺陷宝宝的概率就会大幅降低。

　　糖尿病患者可以结婚生育。虽然糖尿病可能影响子代，但是很难肯定子代中哪些孩子会得病。如果父母双方都有糖尿病，其子女患糖尿病的危险性就会相对增大。避免两个糖尿病患者结婚，可减少子代患糖尿病的危险。

　　1 型糖尿病父母都可遗传，遗传性父亲比母亲强。1 型糖尿病患者血液中可以检测到胰岛细胞抗体、胰岛素自身抗体以及谷氨酸脱羧酶抗体；患者的兄弟姐妹中这些抗体的阳性率也比无 1 型糖尿病的兄弟姐妹高，而且这些抗体阳性的同胞更容易患 1 型糖尿病，抗体滴度越高，患 1 型糖尿病的可能性就越大。因此，我们也许可以利用这些抗体预测患 1 型糖尿病的风险。

2 型糖尿病是一种多基因遗传的疾病，而且往往与肥胖、血脂紊乱、高血压、冠心病、脑血管病伴随存在。母亲在 2 型糖尿病遗传中的作用超过父亲。2 型糖尿病女性特别是肥胖者，可伴有多囊卵巢综合征，不易怀孕。

糖尿病女性在决定怀孕前 3 个月，应尽可能使血糖、血压、体重控制在正常范围内并检查并发症，了解自己的病情，知道如何保护自己和胎儿。正在用口服降糖药的女性应在医生的指导下改用胰岛素治疗。相对来说，如果准爸爸患有糖尿病，问题就简单许多，他们只需将血糖控制达标即可，尚未有研究表明男方口服降糖药会对胎儿有影响。

患有糖尿病的育龄女性决心要一个小孩，建议在怀孕前先使用避孕工具避孕 3 个月，严格控制代谢紊乱，使血糖保持正常或接近正常，然后再考虑妊娠，妊娠后 2 ～ 10 周尽可能控制血糖，有助于减少畸胎可能。但是如果是已合并糖尿病心血管病变及糖尿病肾病、增殖性视网膜病变或玻璃体出血时，奉劝患者应尽量避孕，怀孕者应终止妊娠，同时绝育。

糖尿病女性孕前应该做好充分准备，全面体检，重点检查血糖（24 小时）、糖化血红蛋白、血脂、尿蛋白、尿常规（酮体、糖、感染）、血压、眼底、神经系统及心电图。孕前应掌握血糖监测，注意妊娠期的饮食调整和运动，对胰岛素注射、低血糖的识别和处理等糖尿病有关知识技能和妊娠相关知识。

女性糖尿病患者如血糖得到很好控制并且无严重的心、脑、肾、眼及其他严重并发症，可以怀孕。理想的血糖控制包括 24 小时血糖正常化，血糖无异常波动，糖化血红蛋白在 4.0% ～ 6.0% 之间。糖尿病背景型视网膜病变妊娠时会加重，所以怀孕前应该进行眼底检查和适当治疗，多数糖尿病患者产后视网膜病变可以恢复到产前水平。糖尿病肾脏病变在怀孕前要进行适当治疗。怀孕前尿蛋白应小于 1 克 / 日，血浆蛋白、血压均应达到正常。

血糖控制不良不仅对孕妇有害，且可以导致胎儿畸形、死胎。妊娠可使增殖期视网膜病变加重，严重时可能导致视网膜脱离和失明。糖尿病肾脏病变严重，尿蛋白 1 克／日以上，肌酐清除率 70 毫升／分以下，或合并严重高血压的女性妊娠，容易出现胎儿宫内发育迟缓，胎儿宫内窘迫，孕妇容易合并子痫，因此有上述情况时不宜妊娠。

若可以怀孕的话，准妈妈应做到如下几点。

如果患者在服用磺酰脲类药物，必须停药：这种药有可能使婴儿产生先天缺陷，可换用胰岛素。另外若在服用其他药物，则应在医生指导下用药，对胎儿有损害的药物应停用或换用。

怀孕前要进行一次全面的检查：包括各项生化指标、血压、心电图、腹部 B 超及心脏彩超、眼科检查，评价患者有无高血压、心脏病、肾病、神经疾病和眼科疾病的迹象。如果有这些疾病的某种迹象，应在患者考虑怀孕之前进行治疗。

良好的饮食习惯：根据医师指导根据患者的体重、怀孕期间体重的增加和血糖目标值制定一份饮食计划，尽量少食多餐、控制糖及脂肪类饮食，以保持血糖水平稳定。

运动：在备孕期间坚持体育活动是十分重要的。这不仅有助于更好地控制血糖水平，而且也有助于应付生产时的体力需求和生完小孩以后的身体恢复，运动后适当增加饮食量或减少胰岛素用量，以往有高血压病、妊娠高血压、心脑血管并发症、增殖性视网膜病变、糖尿病肾病、体位性低血压等则不能行运动治疗。

事实上，糖尿病女性患者想要一个健康的宝宝，做到这些还远远不够，她们的整个妊娠期都要提高警惕。婴儿的主要器官都是在孕期前 8 周形成的。此时许多患者甚至还不知道她们已经怀孕了。如果在此期间患者的血糖水平没有控制好，就会严重影响到胎儿。

妊娠后糖尿病患者则必须对医生表明病史，并在医生的指导下排查及用药，因为孕期的一个不小心，很可能使之前的努力都前功尽弃。

小结：有病不要怕，适当治疗，给自己怀孕的机会

当你打算生孩子时，忽然发现自己或伴侣得了某种疾病，也不必"谈病色变"，而应理性看待，学会求助专科医生，不能盲目相信自己的判断与民间偏方。

有些夫妻对疾病不太重视，认为一点小病并不会对怀孕造成太大的影响。其实，有些疾病看似稀松平常，实际上不仅直接影响孕前健康以及正常受孕，怀孕后也会影响着胎儿的成长与发育，所以准备怀孕的准爸爸和准妈妈不仅要避免一听生病就全身紧张，更要避免对自己的身体状况漠视，而应该理性地重视起来，保证在治愈一些对母婴有影响的疾病后再开始实施你的怀孕计划！

如果在妊娠后忽然发觉某种不宜怀孕的疾病时，也不必惊慌，不是每种疾病都会带给你和宝宝危险，科学理性地看待问题，才是母子安全的保障。此时的你，不是坐在电脑前搜索那些难以判断真假的答案，而是应该放松心情，配合好医生的治疗才对。

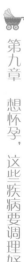

第九章　想怀孕，这些疾病要调理好

207

第十章

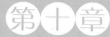

怀孕有困难，去查查这些项目

育龄夫妇同居一年以上，有正常性生活，在没有采用任何避孕措施的情况下，未能成功怀孕可称不孕症。虽能受孕但因种种原因导致流产、死胎而不能获得存活婴儿的称为不育症。因男性原因导致配偶不孕者，称男性不育症，习惯称男性不育。

那么，这样的患者就真的与宝宝无缘了吗？

事实并非如此，不孕不育在古代几乎被称为绝症，但在科技发达的今天，这个课题已逐渐被医学界所攻破。事实上，若真的怀孕有困难，也不必一筹莫展，可以去查查这些项目。

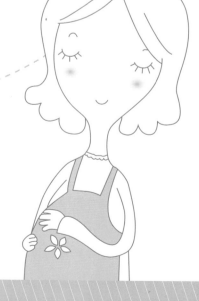

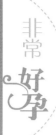

1. 一不小心，这些都有可能让你不孕不育

　　有人说，发现不孕，先查男性；也有人说，不孕的原因女性占三分之二；那到底哪个才对呢？事实上，事物没有绝对，疾病也是如此。作为受孕双方的两个个体，任何一方的问题都会导致不孕。

　　临床上，经常碰到这样信誓旦旦的小夫妻：

　　"我肯定没有问题，您还是多给他做检查吧！"

　　"我跟前女朋友就曾经怀上过，所以肯定不是我的事！"

　　"我曾经做过人工流产，我怎么会有问题，一定是他的问题。"

　　"我们俩都做过婚检孕检，都没问题，肯定是别的因素。"

　　……

　　婚后迟迟没有"喜讯"传来，这是每个家庭最郁闷的事，然而此时，大多数家庭都会出现彼此质疑，为自己开脱的情况。殊不知，丹麦一项大样本研究显示，结婚多年怀不上孩子的夫妻中，男女因素所占的比例持平。那么，我们的误区究竟在哪里？

　　婚检正常不等于生殖能力正常：一般婚检项目主要检查的是性传播疾病和遗传疾病，体格检查中对生殖器的检查也仅限于外观，并不包括对生殖能力的检测。所以，婚检正常不代表生育能力就正常。

　　以前有生育能力不等于现在有生育能力：医学研究证明，男性的生育能力受精神压力的影响非常明显，而应酬中经常出现的烟、酒、桑拿等对生育能力的影响也非常大。女性也有相同的情况，可能一次很小的生殖系统感染，若治疗不当，也会引起不孕。所以说，以前有生育能力，未必现在就有生育能力。

外表强壮不等于生殖能力强： 外表和生育能力没有任何关系，男女都一样。可是，对于部分不孕的女性来说，自己的身体可能会感到一些不适，比如月经周期不准、下腹部疼痛不适等，而有的女性不孕症患者自身也没有任何感觉。对于不育的男性来说，大部分不会有任何不适感。

精液多不等于生育能力强： 因为精液中大部分的成分是前列腺液，精子只占其中约10%，而这10%的精子的健康状况才决定着男性的生育能力。

那么，造成不孕的原因究竟有哪些呢？

引起女性不孕的因素

阴道因素： 因阴道闭锁或阴道中隔等先天因素引起性交障碍或困难，从而影响精子进入女方生殖道。再者，由于霉菌、滴虫、淋球菌等感染造成阴道炎症改变了阴道生化环境，降低精子活动力和生存能力，从而影响受孕机会。

宫颈因素： 宫颈狭窄、息肉、肿瘤、粘连等均可影响精子通过；宫颈糜烂，其炎性渗出物有杀精作用；宫颈黏液中存在抗精子抗体，不利于精子穿透宫颈管或完全使精子失去活动能力，其中值得引起注意的是未婚先孕人工流产后所致的宫颈粘连，尤其是反复人流时更容易造成这一严重并发症，把精子拒之于宫颈口之外。宫颈管的先天性异常多伴有月经异常或痛经，女孩子在初潮后就会去医院检查。而淋球菌等所致宫颈炎则是通过性生活感染的，常导致宫颈管闭锁或狭窄。宫颈内口松弛症是引起习惯性晚期流产而致不育的常见原因之一。当妊娠月份增大，胎囊重量增加超过宫颈管的承受能力时，颈管扩张，胎囊鼓出并破水，胎儿及胎盘相继排出，常发生在妊娠3个月以后。

子宫因素： 先天性无子宫、幼稚型子宫及无宫腔的实性子宫等发育不良或畸形都会影响女子的生育能力。子宫后位或严重后屈、子宫内膜炎症、宫腔粘连都是造成不孕的原因。约 75% 的子宫内膜异位症患者有不孕史，这是因为它会引起子宫后位粘连，活动差，也可引起输卵管粘连，导致蠕动能力下降。

输卵管因素：输卵管过长或狭窄，输卵管炎症引起管腔闭塞、积水或粘连，均会妨碍精子、卵子或受精卵的运行。输卵管疾病可占女性不孕的 25%，是不孕的重要原因，造成炎症的疾病包括结核、内膜异位症、滴虫、淋病及其他病原菌感染。

卵巢因素：卵巢滤泡发育不全，不能排卵并形成黄体、卵巢早衰、多囊性卵巢、卵巢肿瘤等影响卵泡发育或卵子排出的因素都会造成不孕。

内分泌因素：当下丘脑发育成熟不全或下丘脑周期中枢成熟延迟，使下丘脑—垂体—卵巢轴三者之间的调节不完善，于是表现为无排卵月经、闭经或黄体功能失调，这些都是不孕症的可能原因。另外，甲状腺功能亢进或低下，肾上腺皮质功能亢进或低下也能影响卵巢功能并阻碍排卵。

先天性因素：严重的先天性生殖系统发育不全，这类病人常伴有原发性闭经、性染色体异常，例如特纳综合征、真假两性畸形、染色体异常造成的习惯性流产等。

全身性因素：营养障碍、代谢性疾病、慢性消耗性疾病、单纯性肥胖等。服用生棉籽油、有毒化学试剂、放射线照射、微波等物理因素。

精神神经因素：植物性神经系统功能失调、精神病、环境性闭经、神经性厌食、假孕等。

其他免疫性不孕：血型不合，如 Rh 因子或 ABO 溶血造成的习惯性流产或死胎。

引起男性不育的因素

精液异常：如无精子或精子数过少，活力减弱，形态异常。

精子运送受阻：附睾及输精管结核可使输精管阻塞，阻碍精子通过。阳痿、早泄不能使精子进入女性阴道。

免疫因素：精子、精浆在体内产生对抗自身精子的抗体可造成男性不育，射出的精子发生自身凝集而不能穿过宫颈黏液。

内分泌功能障碍：男性内分泌受下丘脑－垂体－睾丸轴调节。垂体、甲状腺及肾上腺功能障碍可能影响精子的产生而引起不孕。

性功能异常：外生殖器发育不良或阳痿致性交困难等。

2. 备孕过久，先去查查激素吧

有数据显示：已婚育龄夫妇中，有8%～15%受到不孕症的困扰。其中一个很重要的原因就是缺乏孕激素，这类患者占不孕症患者的34%～35%，在反复流产的患者中有29%～60%是由于缺乏孕激素造成的。

电视剧《夫妻那些事》中陈数饰演的女建筑设计师林君和黄磊饰演的丈夫为了备孕，非常在意饮食和运动，没想到却被诊断为因雄性激素过高导致不孕。女主角哭笑不得："我这么努力的调养，怎么倒调养出雄性激素来了？"

雄性激素是维持男性性征的主要激素，但女性的卵巢与肾上腺都有产生少量雄激素的功能。女性体内雄激素的功能包括：为雌激素提供合成底物，刺激腋毛等的生长，促进蛋白质合成及骨髓造血，与性欲有关。正常情况下，一个成年女性体内每日的雄激素分泌量仅占1%，约为男性的1/20，血液中的含量约为男性的1/10，如果超出这个数值，就可判定为雄性激素过高，医学上称为"高雄激素血症"，而这可引发不孕，但很多女性经过治疗，都能够顺利怀孕。

所以，我建议备孕时间过长的夫妻，应首先去医院检查下生殖激素六项。生殖激素六项检查是生殖科常规基础检查，也叫性激素六项，主要包括促卵泡生成激素、促黄体生成素、催乳素、雌二醇、黄体酮、睾酮等。但目前国内尚无完整的、统一的内分泌性激素测定值，且由于各种试剂的来源，测定的方法，数据的计算，采用的单位不同，即使同一激素标本，各实验室所得结果也不完全相同。

女性检查内分泌最好在月经来潮后的第 3 ～ 5 天，早 9 点空腹抽血检查，效果最为精准。这一段时间属于卵泡早期，可以反映卵巢的功能状态。但对于月经长期不来潮或不孕不育而且又急于了解检查结果者，则随时可以检查，这个时间就默认为月经前的时间，其结果也就参照黄体期的检查结果。男性只要没有剧烈运动，生活规律，上午 8：00—11：00 点空腹可进行检查。

促卵泡生成素（FSH）

促卵泡生成激素是垂体前叶嗜碱性细胞分泌的一种糖蛋白激素，对于女性而言，其主要功能是促进卵巢的卵泡发育和成熟。血 FSH 的浓度在排卵前期为 1.5 ～ 10mIU/ml，排卵期为 8 ～ 20mIU/ml，排卵后期为 2 ～ 10mIU/ml。一般以 5 ～ 40mIU/ml 作为正常值。FSH 值低见于雌孕激素治疗期间、席汉氏综合征等。FSH 高见于卵巢早衰、卵巢不敏感综合征、原发性闭经等。FSH 高于 40mIU/ml，则对氯米芬之类的促排卵药无效。

对于男性而言，输精管生长以及保持精子产生往往受 FSH 的调节，正常值为 1.42 ～ 15.2U/L，过高过低则均属于不正常。无精症和少精症男性的 FSH 水平通常是升高的，FSH 升高同时还见于原发性睾丸衰竭和精细管发育不全（即 klinefelter 综合征）、饥饿、肾衰竭、甲亢和肝硬化等；而睾丸肿瘤一般 FSH 浓度降低。FSH 可刺激支持细胞分泌雄激素结合蛋白，提高曲细精管局部雄激素浓度。

促黄体生成素（LH）

促黄体生成素垂体前叶嗜碱性细胞分泌的一种糖蛋白激素，对于女性其主要功能为促使排卵，在 FSH 的协同作用下，形成黄体并分泌孕激素。血 LH 的浓度，在排卵前期为 $2 \sim 15\text{mIU/ml}$，排卵期为 $30 \sim 100\text{mIU/ml}$，排卵后期为 $4 \sim 10\text{mIU/ml}$。一般在非排卵期的正常值是 $5 \sim 25\text{mIU/ml}$。低于 5mIU/ml 提示促性腺激素功能不足，见于席汉氏综合征，高 FSH 如再加高 LH，则卵巢功能衰竭已十分肯定，不必再做其他检查。LH/FSH ≥ 3 则是诊断多囊卵巢综合征的依据之一。此外，LH 还用于确定绝经期、排卵时间以及监控内分泌治疗。

而对于男性来说，LH 可促进间隙细胞发育及分泌睾酮，从而促进生精上皮的发育和精子生成。LH 浓度升高，见于性腺功能减退，原发性睾丸衰竭和精细管发育不全，肾功能衰竭，肝硬化，甲亢及严重饥饿。垂体前叶激素分泌不足可引起 LH 水平降低，男女低 LH 水平均可导致不育症，低 LH 值可提示垂体或下丘脑的某些功能障碍。在鉴别诊断下丘脑，垂体或性腺功能障碍时，LH 浓度测定是常规项目并且与 FSH 一同测定。

催乳素（PRL）

催乳素是由脑垂体前叶的嗜酸性细胞分泌的，是一种单纯的蛋白质激素，催乳素的分泌受下丘脑分泌的两种激素所调节，一是催乳素抑制素，可以抑制催乳素的过度分泌，二是催乳素释放激素，可刺激垂体嗜酸性细胞分泌催乳素。对于女性而言，其主要功能是促进乳腺的增生、乳汁的生成和排乳。在非哺乳期，血 PRL 正常值为 $0.08 \sim 0.92\text{nmol/L}$。高于 1.0nmol/L 即为高催乳素血症，过多的催乳素可抑制 FSH 及 LH 的分泌，抑制卵巢功能，抑制排卵。PRL 浓度的测定，有助于下丘脑—垂体功能障碍的诊断，垂体肿瘤会造成高催乳素血症，高 PRL 水平一般与溢乳及闭经相关，经过药物治疗 PRL 下降后月经可恢复正常。

对于男性而言，在正常生理状态下，催乳素抑制素控制着催乳素的分泌，男子血液中催乳素的正常浓度为 $0 \sim 0.84\text{nmol/L}$。连续 3 次测定催乳素高于 0.84nmol/L，即可诊断为高催乳素血症，应进一步做蝶鞍 CT 或磁共振成像检查，以排除是否有垂体腺瘤。高催乳素血症时，下丘脑－垂体－睾丸轴功能降低，雄激素水平低，引起少精子症或无精子症，有的有性功能障碍，出现阳痿，因而会引起不育，发病率约为 4%。

雌二醇（E2）

对于女性而言，雌二醇由卵巢的卵泡分泌，主要功能是促使子宫内膜转变为增殖期和促进女性第二性征的发育。血 E2 的浓度在排卵前期为 48～521pmol/L，排卵期为 70～1835pmol/L，排卵后期为 272～793pmol/L，低值见于卵巢功能低下、卵巢功能早衰、席汉氏综合征。血清 E2 测定对评价各种月经异常是非常有用的指标，如女孩青春期提前或延迟，原发性或继发性闭经、卵巢早衰等。

对于男性而言，E2 参与垂体促性腺激素释放的调节，可抑制男子垂体 LH 和 FSH，而使间质细胞分泌 T 量减少，血清 E2 降低，可使血清 LH、FSH 和 T 浓度升高。在男性，若有女性化综合征，乳房女性化以及睾丸癌等也会有 E2 上升。

雌二醇值增高的病理病因包括：卵巢疾患，如卵巢颗粒层细胞瘤、卵巢胚瘤、卵巢脂肪样细胞瘤、性激素生成瘤等，均表现卵巢功能亢进，雌二醇分泌量增加；心脏病及其他疾病，如心肌梗死、心绞痛、冠状动脉狭窄、系统性红斑狼疮、肝硬化、男性肥胖症亦会引起雌二醇分泌量增加。

雌二醇降低的病理原因包括：卵巢疾病，如卵巢缺如或发育低下，原发性卵巢衰竭、卵巢囊肿；垂体性闭经或不孕，或甲低／甲亢、柯兴氏综合征、阿狄森氏病、恶性肿瘤、较大范围的感染、肾功能不全、脑及垂体的局灶性病变等，均可使血浆雌二醇降低。

黄体酮（P）

对于女性而言，黄体酮由卵巢的黄体分泌，主要功能是促使子宫内膜从增殖期转变为分泌期，其浓度用于判断有无排卵及未孕女性的黄体功能。血 P 浓度在排卵前为 0～4.8nmol/L，排卵后期为 7.6～97.6nmol/L，排卵后期血P低值，见于黄体功能不全、排卵型功能失调性子宫出血等。

对于男性而言，成人的正常值为0.10～0.84ng/ml。但对于男性不育门诊来说，黄体酮增高的参考意义并不大，若不明原因P值增高，则建议去专业医院进一步排查。

睾酮（T）

女性体内睾酮，50%由雄烯二酮转化而来，肾上腺皮质分泌的约25%，仅25%来自卵巢，主要功能是促进阴蒂、阴唇和阴阜的发育。其对雌激素有拮抗作用，对全身代谢有一定影响。女性血T正常浓度为0.7～3.1nmol/L。血T值高，叫高睾酮血症，可引起不孕。患多囊卵巢综合征时，血T值也增高。根据临床表现，必要时再测定其他激素。

对于男性来说，T与精子数量和活动度密切相关，少精症和无精症者血清和精液T量低于常人，只有与靶细胞结合的游离T才能促进细胞分裂和成熟。

睾酮浓度增高常见于睾丸良性间质细胞瘤、先天性肾上腺皮质增生症、真性性早熟、男性假两性畸形、女性男性化肿瘤、多囊卵巢综合征、皮质醇增多症和应用促性腺激素、肥胖以及晚期孕妇，血中睾酮浓度皆可增高。

睾酮浓度降低常见于男子性功能低下、原发性睾丸发育不全性幼稚、高催乳素血症、垂体功能减退、系统性红斑狼疮、骨质疏松、隐睾炎、男子乳房发育等。

有很多人一听生殖激素六项检查，普遍认为是女性的事情，事实上，维持男性生育力，也同样必须有合适的激素环境。与男性生殖功能有关的激素主要有下丘脑分泌的促性腺激素释放激素（GnRH）、垂体前叶分泌的促卵泡成熟激素（FSH）、黄体生成素（LH）、催乳素（PRL）以及睾丸自身分泌睾酮（T）和双氢睾酮（DHT），这些激素都可通过下丘脑—开体—睾丸轴作用于睾丸的支持细胞，产生精子以保证男性的生育力，作用于间质细胞以维持男性性征和性功能。其中任一激素含量异常，都可间接或直接引起睾丸生精功能障碍，从而影响男性生育力。据报道，不育男子中10%存在内分泌功能异常。在发达国家，内分泌检查已成为检测男子不育的主要手段。

因此，对于怀孕困难的夫妻，不仅需要准妈妈做激素检查，准爸爸也同样需要做这六项检查，了解性激素与男性生殖功能的关系，对于深讨某些男性不育的病因、发病机理和诊治以及计划生育将不无裨益。

3. 有炎症，输卵管可能会阻塞

"你的右侧输卵管近端有堵塞情况，但值得庆幸的是，另一端暂时看起来是畅通的，而且右侧只是近端堵塞，我帮你约一个输卵管介入复通术吧，咱们先看看术后的恢复。"我很遗憾地告诉面前这位已经备孕3年之久的女性。

"您的意思是，我不排卵吗？"患者小心翼翼地问。

"哦，不，这是两个概念。输卵管堵塞与排卵并没有直接的联系，因为卵子是从卵巢里排出来的，与输卵管没有联系，女性是否能够排卵只与卵巢功能是否正常有关。但是当输卵管堵塞后，对受精卵进入子宫会有妨碍作用，甚至是导致受精卵无法进入子宫，这就导致了女性不孕不育。"

"那我左侧不是通的吗？为什么一直没有怀上？"

"女性有两条输卵管，一般来说卵巢是轮流排卵的。只要另外一条通畅，就有排卵受孕的概率，但卵泡的发育程度，输卵管的畅通都是是否能怀孕的关键，当一侧输卵管不通时，也就意味着很大程度上降低了受孕的概率。"

"那您能否帮我做下卵泡发育的检测，我用左侧卵巢排出的卵子怀孕不可以吗？"

"原理上是可行的，但这样做会增加宫外孕的概率，会有很大危险。在出现单侧输卵管不通的情况时，我们一般建议进行及时的诊断和治疗，不然另一侧出现问题的话事情就比较棘手了。"

宫外孕的案例在临床上也非常多见，曾经有位患者，4 年内连续两次宫外孕，而输卵管上的伤痕使得她若想要再次怀孕变得异常困难，最后她只能选择做了试管婴儿。

事实上，输卵管阻塞是导致女性不孕的重要原因之一，占不孕患者的 1/3，近年来有逐渐上升的趋势，是不孕症的治疗难题。输卵管堵塞主要由于炎症经子宫内膜向上蔓延，首先引起输卵管黏膜炎性改变，输卵管上皮发生退行性或成片脱落，导致输卵管黏膜粘连，继而输卵管管腔或伞部闭锁。

当炎症波及卵巢，对卵巢功能造成损害时会出现月经过频、月经量过多等月经不调现象；有时因盆腔充血有导致淤血性痛经，越临近经期越重，直到月经来潮。除此之外，有些患者还有白带增多，性交疼痛，胃肠道障碍，乏力，劳动受影响或不耐久劳、精神神经症状及精神抑郁等症状。但也有很多患者，尤其是单侧输卵管堵塞的患者，往往自身并未有特别明显的感觉，直至发生不孕或怀孕困难时，才发现输卵管已经出了问题。

一般来讲，可引起输卵管堵塞的成因有：阴道炎、宫颈炎、子宫内膜炎、卵巢疾病、阑尾炎、结核病的病原菌上行感染；人工流产、上避孕环、取避孕环等宫腔操作并发输卵管炎症引起堵塞；月经期间行房事、不洁性交、长期阴道出血等人为和疾病因素造成的输卵管堵塞；腹腔手术、反复通液也会波及输卵管导致炎症扩散，造成输卵管堵塞；流产后休息太少，饮咖啡过多，久坐等不良生活习惯也会引起输卵管堵塞。

在输卵管阻塞患者中，尤以单侧输卵管阻塞最为常见，然而，往往是单侧的阻塞，经常因为患者本人的忽视，使得演变为双侧阻塞，甚至发生宫外孕危及女性的生理及心灵健康。

国内外的研究表明，至少80%的患者可通过非外科手段达到近端输卵管再通。输卵管再通术在介入治疗领域开展有10多年的历史，在输卵管阻塞不孕症的诊断和治疗方面，以其效果显著、并发症少而被临床医生采用，被患者接受。选择性输卵管造影和输卵管再通术已经成为治疗输卵管阻塞性不孕症的主要方法之一。

输卵管不通的原因很多，而根据输卵管堵塞程度，可有三种情况。

输卵管通而不畅：其引起的原因是管内碎屑、脱落细胞或血块阻塞；或输卵管过于纤细弯曲；或输卵管与盆壁、邻近器官粘连，牵拉了输卵管的活动。这些情况可以通过使用腹腔镜进行疏通，对于管外粘连也能通过腹腔镜予以剪断分解。经治疗，大部分患者可以怀孕。

输卵管闭塞不通：其损坏程度较轻，但大部分输卵管是正常的。这种情况，可通过宫腹联合手术进行输卵管疏通或24小时置管。如有输卵管积水，可在其上面开个口，放掉液体翻转缝合防止再次粘连。一般来讲，手术效果较好，成功率可达90%以上。

输卵管完全不通且病损严重：这种情况多为病程过长延误治疗或输卵管结核感染所致，因输卵管形成疤痕、挛缩、僵硬，功能发生不可逆性改变，即使疏通成功，也很难自然受孕。一般需要术后进行试管婴儿助孕。

治疗输卵管阻塞性不孕，需根据具体情况，综合对症治疗。因为输卵管的生理功能，即卵子的运输、精子的运输和激活等必须靠输卵管黏膜纤毛活动以及输卵管蠕动和节律性收缩。进入阴道的精子经过"重重关卡"才能受孕。治疗输卵管不通的方法很多，如输卵管通水、通气，宫腔内注射药物，内服药物，针灸以及外治法。对于粘连严重者，必须做输卵管粘连松解术、输卵管吻合术、输卵管造口术等。

但是也不能一味用通水方法治疗，多次通水可造成输卵管积水更加严重，子宫肥大，输卵管形成水囊，使输卵管功能紊乱，不孕症更加复杂化。还有，因为做输卵管通水患者痛苦大，对疼痛敏感的患者极易造成假性不通。所以患者一定要到有条件的正规医院治疗，方能取得更好的疗效。

4. 你的卵巢还好吗

"你需要做个腹部 B 超，看看你的卵泡发育情况。"我对一个打算开始备孕的女孩如是说。

"为什么要做 B 超？我又没有什么疾病。"女孩子显然很不愿意配合。

"根据你的表述，你的月经非常不准，比如这次，你已经快 3 个月没有来了，这种情况，已经算是闭经了，如何怀孕？"

"那是最近累的，我一累就会月经不调，与我的卵泡有什么关系？"

"月经不调有很多原因，卵巢疾病也会引起，而你现在想要开始备孕，那么卵巢的问题我们应该第一步先去排除。"我耐着性子解释。

"好吧，既然您非让我做，我就去做，但我的卵巢疾病一定没有什么问题的，就是经常加班引起的月经不调，休息休息就好了。"女孩子非常不情愿地拿着单子去做 B 超。

其实，在门诊上经常会碰到这样的患者，对医生开出的诊断方案提出百般质疑，然而事实往往会让她们大吃一惊。

当这位患者拿着 B 超报告回来时，结果已经一目了然：她是典型的多囊卵巢综合征患者，同时子宫内膜已经非常厚，若再不干预，都有可能引起大出血。

女孩子的卵巢里有七八个卵泡，但都没有成熟，如果不经过治疗，根本没有办法受孕。

事实上，女孩子的治疗出乎意料的顺利，当中西医结合治疗到第3个月时，她意外怀孕。但女孩子的早孕其实不算太顺利，这是意料之中的。因为黄体酮的主要来源是卵巢的黄体，如果早孕时期没有足够的黄体酮，就很容易引起早期胚胎流产。所以，只能选择补充黄体酮并绝对休息3个月，3个月后，胎儿才会逐渐趋于稳定。临床研究表明，患有多囊卵巢综合征的患者，患妊娠高血压综合征和妊娠糖尿病的风险明显增加。

多囊卵巢是一种免疫功能异常和内分泌失调交织的综合征，临床中比较常见，20～40岁的女性多发。多囊卵巢综合征会导致高雄激素血症，多囊卵巢的临床变化极为复杂，虽然多囊卵巢的确切原因还不清楚，但激素影响对多囊卵巢起着重要作用。多囊卵巢综合征与遗传因素也有关系，多囊卵巢一般产生过量的雄性激素，肥胖的发生与多囊卵巢综合征的发生发展存在相互促进的作用。

通常情况下，患者一般都是在经历了不孕后，在不孕门诊的检查中才发现自己是多囊卵巢综合征患者，而此时，有很多患者要么年龄已经偏大耽误了生育的最佳时期，要么已经引起了其他并发症，如痤疮、心血管疾病、糖尿病及肿瘤等。

那么，如何尽早知道自己是否患上了多囊卵巢综合征？自测的方式其实很简单，看看下面这些表现你就能做出初步判断。

慢性不排卵：表现为月经失调，月经次数少、经量少、甚至闭经。少数患者很久才来一次月经，而且经量很多，经期长。

不孕：引起不孕的原因可能是激素紊乱或卵巢功能不全引起的无排卵，也可能是卵子质量差或孕激素缺乏造成子宫内膜生长不良而不利于受精卵着床、发育引起的。

多毛症：体内过多的雄激素引起多毛，所以毛发的分布有男性化倾向，如胡须、胸毛、肚脐到阴部的毛发以及肛门、四肢的毛发增多，阴毛粗、浓而黑。由于种族不同，亚洲女性没有欧美患者的多毛症明显。有时伴随痤疮、脱发。

肥胖症：差不多 25% 的患者会出现肥胖，肥胖症与多囊性卵巢综合征的关系很复杂，可能与胰岛素敏感性降低有关，而且雄激素降至正常后，肥胖依然存在。

如果患者出现典型的月经不规律、不孕、多毛、肥胖时，诊断并不困难。症状不明显时，需做一些生化检查，若血清中雄激素增高、雌激素失去周期性变化、促性腺激素失调或腹腔镜检查发现卵巢有多囊性变化均可协助诊断。

事实上，有很多不孕患者自查出与多囊性卵巢综合征后，虽然也积极治疗，但效果往往不大，给患者的家庭和心理都造成了极大的负担，这是为什么呢？

一味地重视药物，而忽略了其他因素：患者虽按时服用药物，却常熬夜、作息不规律、饮冷食、穿衣单薄受凉，致使机体受寒气血停滞；减肥节食、运动量过大，致使机体气血亏损，营养失调；或服药期间常服避孕药物、学习及工作压力过大等均会加重病情。

只求西医，不求中医：很多患者以西医治疗，停药后月经却不来、卵泡发育不优及卵泡不能顺利排出，这是错误的治疗方法，一定要配合中药来补肾化瘀，以稳定月经周期、卵泡的生长发育及排卵，中西医结合治疗是最有效的方法。

单纯的调经：很多多囊卵巢综合征患者会出现月经不调，有的甚至出现闭经现象。部分患者在诊查时诉说自己月经失调，所以只是单纯的调经却忽视了其他症状。还有些医生给予患者治疗时首先是调经，然后再用促排卵药物进行促排卵，以达到怀孕的目的。可是这种方法对部分患者有效，另一部分患者则无效果，所以一定要多方面治疗。

因此，治疗多囊卵巢综合征，除了药物治疗外，对于已出现肥胖症的患者来说，减少体重也是一个行之有效的辅助治疗方法。

此外，卵巢作为女性重要的生殖器官，其他卵巢疾病也会引起卵巢性不孕。据相关统计得出，卵巢因素引起的不孕约占不孕症的 15% ～ 25%，卵巢性不孕可由多种因素引起，如先天性无卵巢或幼稚型卵巢、卵巢功能早衰、多囊卵巢等。但是不管是哪种原因，主要还是由于卵巢病变导致女性排卵障碍，从而导致女性不孕。

先天性异常：常见的包括性腺发育不全综合征、真性两性畸形，不过这不属于不孕症治疗的范畴。

卵巢炎：可分为结核性与非实质性的卵巢实质炎、周围炎。对于炎症应以消炎治疗为主；对周围有纤维粘连者，可考虑剖腹手术或腹腔镜下行粘连分解术；结核者可行抗结核治疗。

卵巢位置异常：卵巢下垂使输卵管伞端与卵巢解剖位置改变，于是影响卵子进入输卵管。此时，可考虑做卵巢固有韧带缩短术，将卵巢系膜缩短或固定于子宫后壁。粘连性的子宫位置异常多由炎症、子宫内膜异位所致，而这些均可引起不孕，可考虑手术或腹腔镜下分解粘连术。

卵巢肿瘤：卵巢囊肿有时与不孕有关，分泌雌激素过多的多发性卵泡囊肿，可引起持续性无排卵。卵巢的实质肿瘤，如各种分泌激素的肿瘤、分泌女性激素的颗粒细胞瘤、卵囊膜细胞瘤；表现女性男性化症状的肿瘤，如分泌男性激素的睾丸母细胞瘤、类肾上腺皮质瘤、门细胞瘤，这些肿瘤都与不孕有关。除有恶变倾向的卵巢肿瘤外，在切除肿瘤时应尽可能保留正常的卵巢组织。

卵巢子宫内膜异位：在子宫内膜异位所致的不孕中，以病灶侵犯卵巢者为最多。可药物治疗也可进行保守手术，应在保留正常的卵巢组织下，尽量切除可见的病灶，也可在腹腔镜下电灼较小的病灶，同时还能松解盆腔内的轻度粘连，或通过镜管的附属针头抽出子宫内膜囊肿的内容物。

卵巢性闭经：卵巢性闭经的患者可使用促性腺激素治疗，但有的患者有效，而有的无效。

局部因素：如先天性无卵巢或幼稚型卵巢、卵巢功能早衰、多囊卵巢、某些卵巢肿瘤等都可影响卵巢激素分泌及排卵；全身性疾患如重度营养不良或饮食中缺乏某些重要的营养因素，都可影响卵巢功能而致不孕；慢性疾病、代谢病如甲状腺功能低下或亢进、糖尿病、肾上腺功能紊乱等病也能导致不孕；中枢性的影响：丘脑下部、垂体、卵巢间内分泌平衡失调，垂体肿瘤或瘢痕都可以引起卵巢功能失调而致不孕；精神因素，如精神紧张或过度焦虑，可对丘脑下部—脑垂体—卵巢轴产生影响抑制排卵。

卵巢功能早期衰竭：该病又称早期绝经综合征，主要表现为卵巢功能过早停止活动。一般正常女性在45岁左右卵巢才逐渐停止活动而发生绝经，而卵巢功能早期衰竭患者早在30岁迟则40岁卵巢活动即渐停止而出现绝经。有些人可表现为先有月经失调然后闭经，也有的可突然闭经，半数以上患者可有面部潮红、发热等更年期综合征症状。卵巢功能早期衰竭并不罕见，可占全部闭经的0.9%，占继发性闭经的4%～20%。这类患者有的在青春期即表现第二性征发育较差和延迟或第二性征不明显，成年后有的可有生殖器官萎缩，以致不孕。在大龄结婚的不孕症以及继发性不孕中卵巢功能早期衰竭占有一定地位。

5. 子宫冷暖谁先知

子宫内膜异位症

"大夫，请您一定要帮帮我！"一位情绪明显不太稳定的女性出现在了我的门诊，事实上，我几乎每天都会遇到这样的患者。

　　我仔细地询问后才知道，她最近几年一直被严重的痛经所困扰着，现在又被不孕所烦扰，"备孕一年多了，到现在还没怀上，您一定要帮帮我。"

　　这位患者在4年前曾做过一次人工流产，因为当时她还没有结婚，此后每次来月经时都会下腹疼痛，月经量也增加了很多，有时疼得受不了，还要吃点止疼片。

　　她也曾去医院看过，她自己主诉痛经，社区门诊的医生便让她服用了一些加味逍遥丸，不过效果也不明显。若不是因为不孕，她也不会来到这里，让我知道了一个与4年前那次流产有关的大秘密。

　　输卵管造影显示，她的双侧输卵管畅通，但存在粘连、扭曲的情况，卵巢有阴影。而进一步的腹腔镜结果显示，她的卵巢内存在子宫内膜异位囊肿，卵巢、输卵管、肠子都已经粘连在了一起。这是典型的人工流产引起子宫内膜异位症。而她的痛经与不孕均是由此而引起。

　　人工流产过程中子宫内膜碎片可能被压进盆腔，之后到处扎根生长，从而引起盆腔内器官粘连等一系列症状。子宫内膜异位发生在卵巢部位形成囊肿，囊肿影响了卵巢的排卵功能，扭曲的输卵管更影响了卵子的运输，因此才引起了她的不孕。

　　诊断清楚后，我在腹腔镜下为她剥除了囊肿，又把粘连在一起的器官分开、扭曲的输卵管复位，同时局部使用防止粘连的药物。出院后，继续门诊治疗3个月。

　　半年后，她拿着喜糖高高兴兴地走进我的诊室，请我吃糖——她怀孕了。

　　事实上，子宫内膜异位是子宫内膜生长在子宫腔以外的任何部位所引起的妇科疾病，以侵犯卵巢居多。它并不算单纯的子宫性不孕。子宫性不孕包括子宫发育不良、子宫畸形、子宫内膜炎、子宫肌瘤、子宫位置异常及子宫腔内粘连等所造成女性不孕症。

宫颈管闭锁

宫颈管闭锁与狭窄常常是由于人流手术后引起的，主要也就是人流手术中吸宫时宫颈扩张不充分，或带着负压取出吸管，或是医生的操作不当等，给女性的子宫内膜带来损伤，最终的结果就是导致不孕的发生。出现这种情况的女性常常会感到下腹周期性的疼痛，在检查的时候会发现阴道呈紫蓝色，宫颈举痛明显，宫体稍饱满，活动有压痛。

宫颈管闭锁与狭窄子宫颈发育不良主要采用扩宫治疗，并无其他良好的治疗方法。性生活后臀部抬高，可使精液尽量积聚在后穹窿，相对使精液水平面增高，从而有利于子宫颈浸泡在精液中；或性生活后俯卧，促使精液向阴道前穹窿积聚，可使上翘的子宫颈容易浸泡在精液中。若仍无法受孕，则可采用宫腔人工授精法。

宫颈肌瘤

宫颈肌瘤造成不孕原因主要是颈管发生变形、狭窄，影响精子通过。临床表现主要为月经不规则，经血量增多，白带增多或膀胱、直肠症状。部分患者无症状。妇科检查可发现宫颈局部有突出肌瘤结节或子宫颈外形发生改变，肌瘤所在一侧宫颈扩大，而对侧被压变薄，宫颈外口伸张展平呈麻花形。

子宫颈肌瘤随着瘤体的不断增大，容易造成堵塞，导致经血不能及时的排出体外，容易导致子宫内膜炎，对女性的危害会加重。有的宫颈肌瘤会进入女性阴道，给女性带来诸多不便，所以子宫颈肌瘤一定要及时治疗，不要等到病情严重到一定程度了才后悔。治愈后，可在医生指导下怀孕、生育。

慢性宫颈炎

慢性宫颈炎是妇科常见病，一般不影响受孕。正常宫颈黏液能保护精子，供给能量，并且是贮存精子的场所。此病临床表现主要症状是白带增多。由于病原菌、炎症的范围及程度不同，白带的量、性质、颜色及气味也不

227

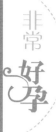

同，可呈乳白色黏液状，有时呈淡黄色脓性，伴有息肉形成时易有血性白带或性交时出血。当炎症经子宫骶韧带扩散至盆腔时，可有腰、骶部疼痛、盆腔部下坠痛及痛经等，于月经、排便或性交时加重。检查时可见宫颈有不同程度的糜烂、肥大，有时变硬，见息肉、裂伤、外翻及腺体囊肿等病变。

慢性宫颈炎患者需要在正规医院治疗并痊愈后，可正常怀孕。

宫颈黏液异常

宫颈黏液中所含的葡萄糖及其他营养物质对穿越宫颈时的精子的生存和活动力有很大影响。因为精子本身仅储存少量糖原，在它停留及穿越女性生殖道时必须依靠细胞外的营养物质来满足自身能量的需要。卵巢激素调节宫颈黏液的分泌，宫颈黏液的物理特性及某些化学组成呈周期性改变以利于精子的穿透、营养及生存。

对于宫颈黏液异常患者，可补充雌激素，以促进宫颈黏液的产生；调整和改善卵巢内分泌功能，促进排卵；进行生殖免疫紊乱的治疗；相关疾病的治疗，如治疗宫颈炎及阴道炎等。如以上治疗后仍未怀孕，可采取宫内受精的方式，必要时可做试管婴儿。

宫颈糜烂

宫颈糜烂是慢性宫颈炎的局部特征之一，宫颈糜烂是比较常见的妇科疾病，宫颈糜烂分为轻、中、重度。凡糜烂面积占子宫颈总面积 1/3 者为轻度宫颈糜烂，面积占子宫颈为 1/2 者为中度宫颈糜烂，糜烂面积超过子宫颈总面积 1/2 以上者为重度宫颈糜烂。

宫颈柱状上皮异位不需要进行任何治疗，现在诸多治疗宫颈糜烂的方法，很大一部分都是错误的。但对于有症状的宫颈炎，需要进行治疗。急性炎症用栓剂药物治疗，慢性炎症可以采用激光或者冷冻等物理治疗的方法。治愈后可正常怀孕。

宫颈管位置异常

慢性盆腔炎或子宫内膜异位症等可引起子宫极度后倾、后屈或前屈，从而不利于精子的上行。此外宫颈延长、过短或宫颈脱垂亦可能改变了宫颈外口与后穹窿之间的正常的位置关系，妨碍精子上行。

宫颈管位置异常患者必须在正规医院诊断治疗后，可在医生指导下进行怀孕，但应避免多次妊娠并严格做好产前检查。

宫腔粘连

由于手术、刮宫、电灼和药物腐蚀等原因导致宫内膜损伤和感染引起的子宫颈管和子宫基层粘连、宫腔变形、月经失调和不孕综合征。

宫腔粘连的治疗需根据辨证原则，即不同病情采取不同治疗方法，不过常见的治疗方法主要有以下4种：药物治疗，采用中药腹腔灌注疗法，针对宫腔粘连的发病特点，采用高新技术，运用祖国传统医学辨证施治，配合独特的中药方剂，促进炎症的吸收和消退。手术治疗，采用宫腔镜技术，宫腔镜在临床中的应用，一些较难处理的妇科疾病能直观、简单、安全地解决。宫腔镜治疗宫腔粘连不但可以判定粘连的程度、粘连的类型，且可以判定粘连的坚韧度。物理治疗，解除患者思想顾虑，增强治疗的信心，增加营养，锻炼身体，留意劳逸结合，提高机体抵抗力。宫腔镜疗法，对于膜性粘连、纤维肌性粘连可在宫腔镜下分离或用手术剪除；而对于结缔组织样致密粘连则需在B超监护下行电切分离术，术后放置宫内节育器防再粘连，并给予雌孕激素续贯用药，促使内膜生长，使病人恢复月经来潮，有的病人可以再次怀孕。

子宫发育不良

子宫发育不良又称幼稚子宫，一般指青春期后子宫仍小于正常。单纯小子宫不一定是不孕的直接原因，若卵巢同时发育不良，才是造成子宫性不孕的直接原因。其中包括先天性无子宫及子宫发育不全、两侧副中肾管会合受阻、副中肾管会合后管道未贯通、先天性子宫异位、医源性先天性子宫异常。

对于该病的患者，可用激素连续治疗3～6个月，待子宫增大后，再于月经后半期给适量孕激素，使黄体功能旺盛，易于受孕。也可用雌孕激素续贯疗法，在激素治疗使子宫增大的基础上，加用宫颈扩张手术，宫内膜诊刮术，可增加受孕机会。患者也可以选择中西医结合的治疗方案。

子宫畸形

子宫畸形是否影响生育，需视畸形的种类和程度而定。这种病人大多无明显自觉症状，但也有一些表现为原发性闭经和月经不调，如月经稀发、月经过少、痛经或功能失调性子宫出血等；还有一些表现为生殖器和乳房发育不良，如性幼稚型、乳房和第二性征发育不良、卵巢功能低下、不排卵等。有一些患者即使能受孕，也因宫腔不能随之扩大，易发生流产、早产、胎位异常、胎盘位置异常或死胎等。

无子宫／实体性始基子宫可不予处理，始基子宫有周期性腹痛或宫腔积血者需要手术切除始基子宫，幼稚子宫主张雌激素加孕激素序贯周期治疗。而有些子宫畸形患者可无任何自觉症状，月经、性生活、妊娠、分娩等亦均无异常表现，以至终身不被发现，或于体检时偶被发现。

子宫肌瘤

子宫肌瘤是性激素依赖性肿瘤，较小的子宫肌瘤很少影响妊娠，但体积较大和黏膜下肌瘤则可引起不孕和流产。关于子宫肌瘤的治疗及备孕前章已详细分析过，在此不再赘述。

子宫内膜炎

子宫内膜炎症可导致行经、生殖、屏障作用、排泄和内分泌功能失调，引起不孕。子宫内膜炎按病程长短，可分为急性和慢性两种。按其感染的病原菌，又可分为结核性，性病性及一般细菌性。不孕女性中，经子宫内膜活检，发现内膜炎发生率可达9.4%。常见的病原菌多为葡萄球菌、大肠杆菌、链球菌及厌氧菌。当然近年淋菌及支、衣原体感染明显上升，在有些地区已成为主要致病菌。

子宫内膜炎可在正规门诊治疗，治愈后可放心怀孕。

内膜功能不全

子宫内膜功能不全可分为子宫内膜萎缩、子宫内膜异常增生以及黄体期内膜功能不全三种主要类型。

子宫内膜萎缩治疗措施及能否受孕取决于垂体受累的程度。受累程度轻可不治疗，或根据其体内雌激素水平用药物诱发排卵恢复月经，使之受孕；如受累程度重，在有较好的内部条件及患者本人迫切要求生育时，可应用激素诱发排卵并争取受孕。子宫内膜增生过长或腺囊性、腺瘤性增生，多由排卵功能障碍所致，可对症治疗。黄体期内膜功能不全能正常受精，但由于受精卵着床部位的子宫内膜发育不健全，以致影响受孕，不过也可在医生指导下进行治疗，争取受孕。

子宫内膜息肉

子宫内膜息肉充塞宫腔，妨碍精子和孕卵存留和着床，引起不孕。治疗方案为扩张宫颈，摘除息肉，继之刮宫，可将弥漫型小息肉刮除并送病理检查。术后应定期随诊，注意复发及恶变，及时进行处理。近年来有人采用宫腔镜下手术切除或激光治疗小型息肉，获得成功。

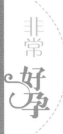
6. 男人，你应该勇敢地去查查精子

丹麦一项研究显示，近 50 年以来，西方国家男性的精子数量下降了近一半。而有数据显示，结婚多年怀不上孩子的夫妻中，女性因素曾经占 70%；而现在，男女因素所占的比例已经持平。这些都显示男性的生育能力其实正在不断下降，所以把怀不上孩子一概归咎于女性的做法，比以往任何时候都站不住脚。

实际上，男性不育症的检查非常简单，基本上一个精液常规检查就可以确诊，当天就可以出结果，而女性要经历卵巢基础功能评估、内分泌检查、输卵管通畅试验等，耗时也需一两个月，费用更是大大超过一个精液常规检查的花费。所以，当发现不孕时，男性应先做一份精液常规检查以排查，省时、省钱、省力。

精液由精子和精浆组成，其中精子占 10%，其余为精浆。它除了含有水、果糖、蛋白质和脂肪外，还含有多种酶类和无机盐。在生育过程中，精子与卵子结合后形成受精卵，发育成胚胎，一个宝宝就是这样诞生的。精液异常性不育分为精液异常和精子异常两类，前者指精液量的多寡，颜色异常、质的异常，后者指精子量的多少，质的异常、畸形等。

通常所说的精子异常包含以下几个方面。

精液增多症和精液减少症：一般正常一次性排出的精液量为 2 ～ 6 毫升，少于 1.5 毫升为精液减少症，多于 6 毫升为精液增多症，精液增多不等于精子增多。

血精：精液中混有血液，重症肉眼可见精液有血，称为"肉眼血精"；轻症肉眼不见，但借助显微镜可见红细胞，称为"镜下血精"。

精液不液化症：一般正常的精液呈均匀流动液体，如果离体精液在室温下（22～25℃）60分钟仍不液化或仍含有不液化的凝集块，称为"精液不液化症"，则影响精子的凝集或制动，减缓或抑制精子正常运动。

精子减少症和精子增多症：一般正常的一次精液中含有精子数为2000万～2亿/毫升，精子数低于2000万/毫升者为精子减少症，精子超过3亿/毫升者为精子增多症。

无精子症：三次精液检查均未发现精子者为无精子症，无精子症又分为"先天性无精子症"和"阻塞性无精子症"两种，前者指睾丸生精细胞萎缩、退化，不能生成精子；后者指睾丸能产生精子，但输精管阻塞而不能排出精子。

死精子症：精液中精子成活率减少，精液检查中发现死精子超过40%者为死精子症，亦称死精子过多症。但是因检查方法不当或未按正常方法搜集精液，而人为造成的死精子增多，称为假死精子症，必须予以鉴别。

精子畸形症：精液中畸形精子超过20%，畸形精子包括头、体、尾的形态异常，或头体混合畸形。

精子凝集症：由于存在精子抗体，导致精子自身凝集，通过精子凝集试验和性交后试验均见精子凝集者为精子凝集症。

精子活动力异常症：精子的活动力可分类5级，0级为无活动力；1级为活动力差，精子只能原位移动或旋转；2级为活动力中等；3级表示精子活动力良好；4级为活动力很好，精子很活跃地向前呈直线运动。

事实上，少精症在男性不育症中最为多见，它会降低生育能力或导致不育，这种不育属于相对不育之范畴。正常情况下，精液排出体外1小时之内，正常存活的精子应70%以上，如死精子超过40%即可引起不育。精子存活时间应保持6小时存活率20%以上，如6小时之内已无存活精子，

233

即可引起不育。精子的活动与精囊所含果糖有直接关系，果糖减少，营养缺乏，则精子死亡率较高。另外，维生素 A、维生素 E 的缺乏对精子的活动也有很大的影响。精子中有一定数量的畸形精子是难免的，一般认为10% 以内可称正常，超过 10% 以至达到 20% 则引起不育，因为此种情况下，多伴有液化差、活力低等精液、精子质量问题。

那么，这些疾病是如何引起的呢？

医学界认为，除了环境、生活习惯所引起的外，其他还包括如下疾病所引起的精子、精液异常。

睾丸炎：睾丸炎通常由细菌和病毒引起。睾丸本身很少发生细菌性感染，由于睾丸有丰富的血液和淋巴液供应，对细菌感染的抵抗力较强。细菌性睾丸炎大多数是由于邻近的附睾发炎引起，所以又称为附睾—睾丸炎。常见的致病菌是葡萄球菌、链球菌、大肠杆菌等。病毒可以直接侵犯睾丸，最多见是流行性腮腺炎病毒，这种病原体主要侵犯儿童的腮腺，腮腺炎患者中有 4.4% 合并有睾丸炎。所以往往在流行性腮腺炎发病后不久，出现病毒性睾丸炎。睾丸炎显著影响精子质量，增加无精子症的发病率，特别是双侧睾丸炎。无论是单侧或双侧睾丸炎，精液分析异常者增加，均对生育会产生不良的影响。但当睾丸炎治愈后，精子异常也会随之消失，所以，睾丸炎患者必须在治愈后再受孕。

性传播性疾病：性传播性疾病者一般表现在精子活动率下降，这与附性腺功能的紊乱、特别是与附睾炎有关。不可忽视的是解脲支原体、沙眼衣原体感染在临床很常见，危害性极大，而且这些感染早期可无明显症状，更有一定的隐蔽性。

睾丸的生理改变：睾丸损伤常伴有尿道症状，而无损伤者则仅有 8.8% 出现这种症状。且前者的附性腺感染率也较高，睾丸扭转尽管发病率不高，但是发病多并发无精症和少精症。附睾或睾丸炎也是常见的疾病，这类病人的精子密度和活动率显著低于无这种病史的人，附性腺炎症的发生率也较高，这些因素都是常见的导致睾丸生理改变的病因。

泌尿生殖系统疾病：前列腺炎、尿道炎等如果久治不愈，最终会累及睾丸，导致精液的生成异常。同时由于前列腺液是精液的主要成分之一，所以前列腺有炎症，精液的质量肯定会下降。而且前列腺炎、尿道炎等泌尿生殖疾病会相互影响，导致病情反复不断加重。如排尿困难、尿频、血尿等症状，应该排除精囊炎、前列腺炎。

内分泌功能紊乱：内分泌功能紊乱可以引起精子精液异常，如下丘脑—垂体—睾丸轴的功能下降、甲减、甲亢等。

精索静脉曲张所致的精子、精液异常或遗传性疾病所致异常。

事实上，现代男性精子质量严重下降的很大一部分因素与现在的生活环境与生活习惯有着密切关系，如下面一些因素。

邻苯二甲酸酯的化学物质：邻苯二甲酸酯普遍应用于玩具、食品包装、壁纸、清洁剂、润滑油、指甲油、头发喷雾剂、香皂和洗发液等数百种产品中。它会干扰内分泌，使男性精子数量减少、运动能力低下、形态异常，严重的还会导致睾丸癌。指甲油中邻苯二甲酸酯含量最高，它会通过女性呼吸系统和皮肤进入体内，危害她们所生育男婴的生殖系统。

香烟：香烟中的尼古丁会伤害精子，使男性精液中的含精量降低，增加畸形精子的比率。

酒精：酒精则会导致生殖功能趋弱，引起染色体异常，引发胎儿畸形或发育不良。

汽车尾气：汽车尾气中含有大量有害物质，特别是二噁英是极强的环境内分泌干扰物质，可使男性睾丸形态发生改变，精子数量减少，生精能力降低。

高温环境：高温环境直接影响精子质量，男性应尽量避免在高温环境中停留过长时间，如洗桑拿浴和用热水泡澡等。

辐射：家庭装修中使用的大理石、瓷砖、花岗岩、坐便器等，有些可能含有超标准的射线。电磁波、微波、红外线、紫外线、超声波、激光等属于非电离辐射，这些物理因素具有热效应作用，也可引起生殖腺组织伤害。

笔记本电脑：美国研究人员的研究结果表明，笔记本电脑运行时内部最高温度可达到70℃；长时间将笔记本电脑放在双腿上工作，令阴囊的温度上升近3℃，可能使男性精子数量减少，尤其对年轻男子影响明显。

噪音：噪音会使人体内分泌紊乱，导致精液和精子异常。长时间的噪音污染可以引起男性不育。

微量元素：微量元素缺少会导致精液质量降低，主要包括锌、硒、铜、钙和镁等。缺锌会影响青春期男性生殖器官和第二性征发育，降低精子的活动能力，削弱机体免疫功能，使男性容易患前列腺炎、附睾炎等感染性疾病。缺硒会使体内过氧化物浓度增加，造成对男性生殖系统和睾丸的伤害。另外，精子遭受到不均衡的营养也是很容易导致死精症的。

药物：镇静剂、安眠药、抗癌药物，化学药物中的白消安、激素类药等有碍于精子生长，因此男性应尽量避免长期、大量接触这类药物。

精子异常常常会引起很多危害，而这些危害几乎都集中在生育方面。

导致不育：由精子异常病症使精子质量差、数量少、活力低、畸形等，从而导致不育，这是精子异常的主要危害。

容易导致流产：男性精子异常对受精卵、胚胎、胎儿的质量具有非常重要的影响，有不少胚胎停止发育、习惯性流产、早产、死胎等都是由于精子异常引起的。

不利于胎儿发育与成长：胎儿畸形、智力障碍、发育异常等问题，无不与男性畸形精子异常有着极其密切的内在联系。

导致炎症：生殖泌尿系统各部位相互影响，如果精子出现异常，输精管、附睾等部位也会出现炎症。

而对于精子异常症患者的治疗，中医认为，肾藏精、气化精。肾阴肾阳失去平衡，气虚无力化生真精，就会引起精子异常，使精子质量改变。同时肾阳受耗，相火偏炽，也会使精子灼伤，因而出现精子异常。中西医结合疗法是医院常用的治疗方法。中药治疗精子的异常，西药滋养提高精子成活率。治疗原则包括，辨证施治，调整人体内分泌，调控精子的发生、排放、成熟、运动；中西结合改善睾内、附睾血液循环，增强造精功能，促进精子产生与成熟；改善生精内环境，调节附性器官的分泌功能，提高精子的密度、精子活力、精子活率，从而获得运动能力和受精能力。

西医一般推荐补锌治疗法，即适当补充锌及硒元素。锌元素在男性的睾丸、精液中含量非常丰富。锌参与整个精子的生成、成熟、激活和获能的过程，通过补充锌能有效提高精子密度、精子活力，并可提高精液中液化酶的活性，缩短精液液化时间；锌、硒还能有效拮抗环境中铅、镉等重金属对睾丸的伤害，保证它正常的生精功能。

根据世界卫生组织（WHO）新研究成果证实，相当一部分不孕不育患者，经过各种检查未发现明显器质性病变，这一类患者多数属于心理因素或性行为方式不当引起的。"不孕不育心理及行为指导疗法"是不孕不育领域运用的新型治疗手段。心理治疗是利用心理学的原理，通过疏导、支持、解释、启发、教育、训练、药物使用等过程，解决患者的心理问题、心理障碍，帮助患者恢复心理健康的过程。性行为指导是对患者的性行为进行正确的引导，此方法方便快捷、效果明显，为进一步治疗起到了积极辅助的作用。

7. 不孕不育也能好孕，我告诉你该怎么做

　　这句话我在临床上常常说，因为当患者前来检查时，往往还抱着一点点侥幸心理，认为检查后的结果不应该是自己的原因造成的不孕。所以，当检查结果放在桌子上时，一点点小小的问题，都会给他／她造成很大的心理负担。

　　很多人经常会把暂时性的不孕理解成终身的，事实上，有很多疾病经过治愈后完全可以成功怀孕，即使会引起终身怀孕困难的疾病，也可以通过医生指导及干预成功怀上孩子。而生活不规律、经常熬夜、压力大、过度紧张、切盼胎儿也会造成不孕不育。据调查显示，10%～15%的夫妇会有不孕不育症状。对于这些人来说，生孩子似乎是一个更为复杂的过程，但并不代表永远不会怀孕。

　　那么，当发现自己有可能不孕时，千万不要盲目担忧，更不要病急乱投医，应保持良好的心态，寻找正规的门诊做一次完整而仔细地检查，再对症下药，针对引起不孕的原因进行有效的治疗。

　　治愈后，在轻松愉悦的环境中继续自己的造人计划。而这也同样需要患者家属的支持与帮助，家属应尽量淡化对怀孕的期盼，转移患者的注意力，争取给患者营造一个轻松、舒适的氛围。事实上，绝大部分不孕患者在经过治疗后都怀上了自己盼望已久的宝宝，所以说，治疗不孕是一个循序渐进的过程，不仅需要医生的帮助、药物的帮助，还需要自己有良好的心态与轻松的环境。

人工授精

退而求其次，即使多次治疗后仍无法自然怀孕，那么现在的科技给我们提供了很多可选择的方法，比如人工授精及试管婴儿。

人工授精是指采用非性交的方式将精子递送到女性生殖道中以达到使女子受孕目的的一种辅助生殖技术。只要符合如下条件，均可申请人工授精。

人工授精的适应证：睾丸性无精子症、梗阻性无精子症、严重的少精子症、弱精子症和畸精子症；女性输精管复通失败；男性射精障碍；男方和（或）家族有不宜生育的严重遗传性疾病；母儿血型不合不能得到存活的新生儿；男性性功能障碍、轻度弱精症；女性排卵障碍；不明原因不孕；女性子宫内膜异位症（轻中度）；女性宫颈性不孕。即使精子质量严重不良的男性也可以通过卵胞质内单精子显微注射技术获得自己的后代。

人工授精的禁忌证：急慢性全身性疾病及生殖道炎症；女方因输卵管因素造成的精子和卵子结合障碍；女方患有遗传病、严重躯体疾病、精神心理障碍；有先天缺陷婴儿出生史并证实为女方因素所致；女方接触致畸量的射线、毒物、药品并处于作用期；女方具有酗酒、吸毒等不良嗜好。

人工授精常用部位：包括阴道内人工授精、宫颈内人工授精、宫腔内人工授精，一般采用宫颈内人工授精。

体外受精和胚胎移植术

除了人工授精，体外受精和胚胎移植术也是很多不孕不育夫妻的选择。在我国民间经常把"体外受精和胚胎移植"叫"试管婴儿"。而事实上，体外受精是一种特殊的技术，是把卵子和精子都拿到体外，让它们在体外人工控制的环境中完成受精过程，然后把早期胚胎移植到女性的子宫中，在子宫中孕育成为孩子。利用体外受精技术产生的婴儿称为试管婴儿，这些孩子也是在妈妈的子宫内长成的。可以说，"试管婴儿技术"等同于"体外受精"。

与人工授精不同，试管婴儿则适用于输卵管梗阻的患者；不明原因不孕的患者；男方重度少弱精，或男方无精症，需经睾丸或附睾穿刺获取精子者；子宫内膜异位症伴不孕的女性；排卵障碍的患者，经一般的促排卵治疗无成熟卵泡生长。

影响体外受精和胚胎移植术（IVF）成功率的因素有很多，如女性年龄、不孕的病因、IVF 中心实验室质量等都是影响成功率的因素。年龄是影响 IVF 成功率的重要因素，随年龄增长，卵子数量减少，质量下降，受精率下降，妊娠率明显降低，流产率增加。41—42 岁女性 IVF 的妊娠率为12%，42 岁以上的女性每移植胚胎的活产率仅为 5.9%，43 岁以上女性的流产率达 50%。同时，输卵管积水显著降低胚胎着床率和妊娠率，使妊娠率下降 50%。因此，有输卵管积水的女性在进行 IVF 前应切除积水的输卵管。而如子宫内膜息肉、子宫内膜炎、既往手术或炎症（结核最常见）导致子宫内膜损伤，都可以影响胚胎着床。

小结：怀孕不成功，查查某些项目可能有"好孕"

不孕不育分为原发性和继发性，育龄夫妇同居一年，有正常性生活，从未采取任何避孕措施，一直未能受孕称为原发性不孕；育龄夫妇同居一年，有正常性生活，以前怀过孕，现在从未采取任何避孕措施，未能受孕的称为继发性不孕症。

事实上，现在有很大一部分女性患者受孕没有困难，但往往会出现停孕、流产等不良事件。通常情况下，很多人都认为是女性的体质不好或不小心而造成的，给女性造成了很大压力。其实，精子的质量直接影响孕程的平安程度，当然也不排除女性患有某些会引起流产的疾病。

那么，彼此抱怨或自己给自己造成压力，都是非常不科学也不理智的行为，夫妻双方应该积极面对，查明原因，并对症治疗，争取早日拥有一个健康可爱的宝宝。

第十一章

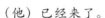

怀孕了，宝贝给你发来幸福的信号

临床上经常会遇到一些性格非常好的夫妻，面对不孕时，非常积极地配合治疗，当我告诉他们，"一定要放松心情，不要去想怀孕的事情。"他们也做得很好。

但让人啼笑皆非的是，有些夫妻，尤其是小妻子，心胸也太开阔了，直到门诊复诊时才发现自己怀孕了。当我问及他们为什么没有发现时，他们居然告诉我："不知道。"

事实上，怀孕了，宝宝会用自己的方式告诉你，她（他）已经来了。

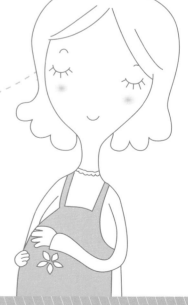

1. 宝宝来了，太幸福了

　　有一天，一个女孩风风火火地推开我的诊室门，不顾我还有其他患者，就开始大呼小叫："余阿姨，坏了坏了，我的病又反复了，月经又不调了。"

　　我啼笑皆非地暗示她还有其他患者，希望她能等一会儿。她这才看见旁边还有人，吐吐舌头退了出去。

　　她是女儿的朋友，在咨询不孕时，最直观的症状是月经不调。后来经过诊断，她患有卵巢多囊样改变。她的治疗过程也算比较顺利，经过半年月经已经恢复正常了，按理说不应该反复啊，除非这小丫头不知道天高地厚，又熬夜加班，累得内分泌紊乱了。

　　等叫她进来时，她已经啃上了苹果。

　　"门诊上吃东西，多么不卫生啊！"我微微宠溺地责备着她。

　　"最近不知道怎么回事，老爱饿，又吃不多，但过会儿就饿……哦，对了，余阿姨，差点忘记正事。我又推迟半个月了还没来例假，最近老腰酸，总以为快来了，就是不来……我保证，阿姨，我保证没有熬夜、没有长途旅游，对自己一如既往地照顾……您不许批评我！"

　　我宠溺地笑着，看她在那耍宝。

　　"您赶紧给我看看到底是咋回事呢？我真没出去玩去！真的。但一天还是睡不醒……"

　　等她吧啦吧啦絮叨完了，我已经将一张开好的化验单放在了她的面前："行了，赶紧吃，吃完了去验孕，十有八九怀上了。"

"不会吧！哪有那么神奇？"她不以为然地继续啃着苹果，"之前努力了3年都没怀上，现在哪能一下子怀上，不可能！余阿姨，您别逗我了，您真以为您是送子娘娘呢？我刚跟您说，我们俩早都准备好了再奋斗3年。"

我对于她的大大咧咧早已习以为常，只是微笑着看着她把一个大苹果三下两下啃完，然后去化验。我记得当初女儿怀孕时，也是这样好胃口。

半个小时左右，她再次风风火火地冲了进来，声音却高了八个分贝："娘哎！余阿姨您真的神了！加号，真的是加号！您再帮我看看，是不是我看错了。神呐！您真的是送子娘娘，妙手回春啊……"

我再次示意她还是有其他患者。

这次她可没有那么自觉，主动跟其他患者搭讪："妹妹，我跟你说，你找余阿姨可算是找对了，我3年没怀上，3年呢！你看，转眼功夫这就有了！对了，你也帮我看看，是加号吗？"

那位患者也被她的好心情所感染，笑眯眯地确认道："没错，是加号，你看下面不还写着呢嘛，早孕！"

"啊！真的啊！不好意思啊，妹妹我加个塞，就问一句。余阿姨，我现在还要做什么？是上外面等您帮我开药吗？"

"是的，你还需要化验下激素水平，如果正常，就在家安心养着。"

她终于心满意足地安静下来，退出了诊室。

实际上，早孕有很多症状，最直观的就是停经。但由于不孕患者中，经常会因为其他原因而存在月经不调或闭经的状况，因此，也很难确定停经就一定代表着怀孕了。

简单地说，在受精后不久，胎盘滋养层细胞就会分泌一种人绒毛膜促性腺激素（HCG），是由受孕女性体内胎盘产生的一种糖蛋白类激素，在孕妇的尿液中大量存在，可通过肾小球从尿液中排出。而在非妊娠女性尿液中几乎不含有HCG。

那么，此时就需要早孕试纸的帮助。事实上，现在很多医院的验孕方法也都是采用早孕试纸，早孕试纸的问世给诊断早孕带来了很大的便利。

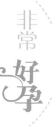
女性怀孕的第 7 天，尿液中就能测出一种特异性的激素 —— 人绒毛膜促性腺激素（简称 HCG），它的作用是有利于维持妊娠。

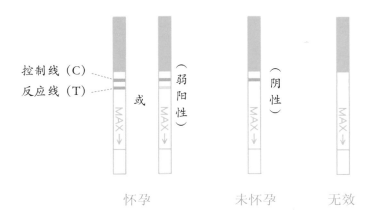

控制线（C）
反应线（T）

或　　（弱阳性）　　（阴性）

怀孕　　　　未怀孕　　　无效

早孕试纸的不同状态

　　在一般情况下，将尿液滴在试纸上的检测孔中，如在试纸的对照区出现一条有色带（有的试纸显红色，有的试纸显蓝色），表示未受孕，反之，如在检测区出现明显的色带，则表示阳性，说明发生妊娠。这种检测具有快速、方便、灵敏、特异性高的优点，可避免与 HCG 有类似结构的其他糖蛋白激素引起交叉反应。HCG 一般在受精卵着床几天后才出现在尿液中，而且要达到一定量才能被检出。因此，对于平时月经正常的女性需在月经推迟后才可能在尿中检测出 HCG。

　　但某些内分泌疾病、肿瘤（包括葡萄胎、绒癌、支气管癌、肾癌、子宫内膜增生）等病人，因尿中 HCG 含量较高，也可能出现阳性结果。

　　值得注意的是，育龄女性出现停经，不能仅仅依靠一次早孕纸自测来判断自己是否妊娠。最可靠的还是及时到医院进行全面检查，尤其是弱阳性者，以便尽早采取措施。尤其是在怀疑子宫异位、异常妊娠时，应结合其他方法进行诊断。

2. 宝宝给妈妈带来的甜蜜信号

事实上，宝宝并不是悄无声息来到这个世界上的，他（她）它往往带着自己的味道和气息，它希望能在第一时间被妈妈所感知，更渴望第一时间就得到满满的关注与浓浓的爱。那么，宝宝的到来究竟带着什么样的信号呢？

月经没来：月经一直很规律的女性或者经过治疗已经恢复规律月经周期的女性，忽然发现月经没有按时来，那么首先要考虑是否是宝宝来了。即使你已经在之前已经做了一次早孕自测，也许你的月经并不规律，或者你没有记住自己的月经周期，那么此时你也应该再自测一次。

基础体温居高不下：对于依据基础体温来测算排卵期的准妈妈来说，忽然发现怀孕基础体温居高不下，连续 18 天呈高温状态，即使孕早期身体症状不明显，但也很有可能你已经怀孕了。

乳房变大、变敏感：怀孕的早期征兆之一就是乳房敏感、胀痛，乳房有刺痛、膨胀和瘙痒感，这是怀孕早期的生理现象，此外，还会有乳晕颜色变深、乳房皮下的静脉明显、乳头明显突出，这都是由于激素水平提高所引起的。这种胀痛感与经期前的感觉很相似，只是更强烈一些。这时往往会让人分不清楚究竟是该来例假了还是怀孕了。那么最好的办法就是做一次早孕自测。对于乳房的不适感，不用太过担心，在怀孕 3 个月之后会有明显好转，这时，孕妇身体已经适应了孕期激素的改变。

疲倦：有些精力充沛的女性，忽然发现自己很容易感到疲倦，甚至觉得精疲力竭，并伴随着嗜睡，那么你该做一次早孕自测了。快速增加的黄体酮水平可能会使你感到特别困倦。

恶心或呕吐：孕吐大概在受孕一个月之后才会出现。少数幸运的女性在整个孕期都不会出现这种症状。不过，也有一部分女性在此之前，就会开始觉得恶心。孕吐不仅仅出现在早晨，在中午或晚上都有可能发生。差不多有一半有孕吐症状的女性在孕中期开始时，就不再出现恶心、呕吐现象了。其余的大部分女性可能还需要持续 1 个月左右的时间，孕吐症状才会有所减轻。

对气味更加敏感：怀孕后，你可能忽然发现自己变得矫情起来，仿佛有种不食人间烟火的感觉，因为你可能会受不了炒菜的油烟味或茶叶的气味，而且某些香味还会让你作呕。这可能是由于你体内急速增加的激素所导致的。你可能还会发现那些平时你很喜欢吃的东西，突然间也会让你觉得恶心。

腹胀：怀孕早期激素的变化可能会让你感到胀气，一些女性在经期到来之前，也会有这种感觉。这也就是为什么怀孕早期在你的子宫还很小的时候，你会觉得衣服的腰部紧绷绷的。

尿频：即使子宫还很小，但你还是会发现自己总是往卫生间跑。这主要是因为在怀孕期间，你体内的血液以及其他液体的数量增加，会导致更多的液体经过肾处理排入膀胱，成为尿液。同样的情形也发生在大肠，大肠一被刺激，就有便意感。这个症状可能会早在你刚刚怀孕 6 周时，就已经开始出现了。这种情形会持续 3 个月，当超过 3 个月后，骨盆腔便容不下涨大的子宫，子宫往上升到腹腔内，对于膀胱、大肠的压迫逐渐消失，频尿及便意感也将同时缓解。但在怀孕后期，尿频甚至会更加严重。

饥饿感：孕妇经常有饥饿感，这个时候不要有太多忌讳，想吃就吃，少食多餐是比较健康的进食方式。

阴道分泌物增多：怀孕初期，受激素急剧增加的影响，阴道分泌物增多是正常早孕的症状。如果外阴不发痒，白带也无臭味，就不用担心。

下腹痛：下腹痛除了考虑病态外，例如流产、膀胱炎、肠胃炎、子宫肌瘤等，两侧的腹痛有可能是涨大的子宫拉扯了两侧固定子宫位置的圆韧带，且特别容易发生在左侧。通常发作于某些姿势后，如突然站立、弯腰、咳嗽及打喷嚏时，通常这种情况会在 2～3 周后消失。

腰酸背痛：怀孕引起的腰酸背痛，大部分皆源于姿势的改变。当子宫日益增大，腰部为了克服突出的腹部，会不自主的往后仰，而造成局部肌肉的拉扯。严重的话应请教骨科医生，是否有椎间盘突出的可能性。

头痛：由于激素的作用，使得脑部血流改变所造成的头痛是最常见的。不过鼻窦炎、视力不良、感冒、睡眠不足等，都是可能引起的原因。如果头痛持续，药物亦无改善，应考虑有否有脑瘤的可能性。

3. 谨防先兆流产，别让宝宝来了又走

怀孕初期是孕期最关键的时期，此时一定要注意，准妈妈们如果发现月经没来一定要先验孕，若是怀孕，再通过超声波确认受精卵是否在正确的着床位置。确定为正常子宫内怀孕后，最好是到医院进行定期的检查，避免出现了意外。

一般情况下，如果准妈妈出现阴道流血和腹痛，这在医学上称为先兆流产，更加需要注意了。

先兆流产指妊娠 28 周前，出现少量阴道流血和（或）下腹疼痛，宫口未开，胎膜未破，妊娠物尚未排出，子宫大小与停经周数相符者。早期先兆流产是临床表现常为停经后有早孕反应，以后出现阴道少量流血或时

有时无，或淋漓不断，色红，持续数日或数周，无腹痛或有轻微下腹胀痛，腰痛及下腹坠胀感。流产发生于孕 12 周前者，称为早期流产；发生于 12 周后者，称为晚期流产。

怀孕初期流产特点是往往先有腹痛，然后出现阴道流血。流产开始时绒毛与蜕膜分离，血窦开放，所以才会导致开始出血。如果胚胎完全分离排出的话，子宫就会收缩，出血停止。晚期流产时，这时的胎盘已形成，所以症状与早产相似，胎盘随着胎儿娩出后排出，一般情况下出血不多。

先兆流产原因主要有以下几个方面。

胚胎方面：父体或母体生殖细胞不健全是主要原因，不十分健全的生殖细胞虽然勉强结合起来成为胚胎，但终会早期死亡，无法"瓜熟蒂落"，足月分娩。这种原因所引起的流产，情况还不算太糟糕，是优胜劣汰的结果。其他原因如脐带供氧不足、羊水疾病、胎盘病毒感染以及某些妇科炎症等，也会引起流产。孕妇营养不良，也是流产的原因之一。有的孕妇早期有严重的妊娠恶心、剧吐，以致极度营养匮乏，对胚胎的发育有很大的影响，也容易发生流产。

母体方面：女性怀孕后，若情绪不稳定、愤怒、忧伤等精神刺激，扰乱了大脑皮层的活动功能，引起子宫的收缩而迫出胚胎，或使胚胎在子宫内死亡。患了流感、风疹等急性传染病，会由于高烧、细菌病毒释放的毒素而致流产。内分泌失调，如黄体、脑垂体、甲状腺的功能失调以及子宫发育不良中子宫过度后屈，致使子宫腔对胚胎的发育起了阻碍作用，都可能引起流产。

其他方面：整个妊娠期间的性生活应持谨慎态度，不恰当的性生活尤其是在早孕早期易引起流产。在妊娠中期，性生活也应适度，避免压迫孕妇腹部的性交体位和粗暴性交，以免引起流产。围产期间做妇科检查时若手法粗暴，亦是易引起流产的原因之一，这一点尤其对体质虚弱的孕妇更要注意。药物与某些化学物质，如奎宁、一氧化碳、铝、磷、汞、苯中毒，亦常使胚胎难保。物理因素如放射性物质、高温、微波、噪声等，化学因素如各类金属物质汞、铅等，化学物质如苯、汽油有机农药等均是导致先兆流产的高危因素。

4. 怀孕了，妈妈要给宝宝保驾护航

　　孕妇要特别注意成形期保护，并应懂得以下各方面的知识，如进行家庭自我监护、合理饮食才有利于优生、孕妇营养状况与优生优育有何关联、孕妇在居住方面的禁忌、孕妇洗澡的禁忌、孕妇的家务劳动禁忌、孕妇的运动禁忌、孕妇的穿着打扮禁忌、孕妇的性生活禁忌、孕妇忌接触辐射、孕妇的药物禁忌、孕妇的心理禁忌等。

　　生活有规律：起居以平和为上，如早晨多吸新鲜空气，做适当的活动，每日保证睡眠 8 小时，条件允许可午睡，既不要太逸（如过于贪睡）亦不可太劳（如提掣重物或攀高履险等）。逸则气滞，导致难产；劳则气衰，导致伤胎流产。养成每日定时大便习惯，保证大便通畅，但应避免用泻药。

　　注意个人卫生：多换衣，勤洗澡，但洗澡时间不宜过长，不宜盆浴、游泳。特别要注意阴部清洁，防止病菌感染。衣着应宽大，腰带不宜束紧。平时应穿平底鞋。

　　选择合适的饮食：食物要易于消化。尤其选食富含各种维生素及微量元素的食品，如各种蔬菜、水果、豆类、蛋类、肉类等。胃肠虚寒者，慎服性味寒凉食品，如绿豆、白木耳、莲籽等；体质阴虚火旺者慎服雄鸡、牛肉、狗肉、鲤鱼等易上火之品。

保持心情舒畅：妇产科研究者认为自然流产是因为孕妇脑皮层下中枢兴奋亢进所致，实验证明神经系统的机能状态对流产起着决定性的作用，因此妊娠期精神要舒畅，避免各种刺激，采用多种方法消除紧张、烦闷、恐惧心理，以调和情志。

慎戒房事：对于孕妇来说，妊娠3个月以内，7个月以后应避免房事，习惯性流产者此期应严禁房事。

定期做产前检查：妊娠中期就应开始定期进行产前检查，以利医生及时发现和处理异常情况，并可指导孕期保健。

谨慎使用化妆品：孕妇若需化妆每晚对妆容的清洗一定要彻底，防止色素沉淀；妆容不宜过重，特别是口红和粉底；使用的化妆品避免含激素和铜、汞、铅等重金属，应选择品质好、有保证、成分单纯，以天然原料为主料的，性质温和的产品；所用产品清洁，过期产品和别人的化妆品坚决不用；妊娠期不纹眼线、眉毛，不绣红唇，不拔眉毛，改用修眉刀；妊娠期间不要因为孕斑的产生而使用美白产品；拒绝冷烫精和染发剂；尽量不要涂抹口红，如有使用，喝水时进餐前应先抹去，防止有害物质通过口腔进入母体。

谨慎用药：在妊娠前3个月，胎儿的器官进入开始发育的时期，因此在这段时间里使用药物是非常危险的，会导致胎儿出现畸形和先天缺陷，甚至会发生流产。虽然怀孕的第二个阶段被认为是最安全的时期，然而药物仍会干扰宝宝神经系统的发展，影响孩子的成长，导致出现出生低体重。如果很不幸，准妈妈在妊娠期生病不得不用药时，须在医生的指导下使用。

摒弃不良习惯：此时的孕妇，应该自觉放弃一些不良嗜好，如烟、酒、咖啡、饮料等的诱惑。

曾经有位门诊患者，在早孕3个月中，体重减轻3千克，当然，这也属于正常状况，等早孕症状缓解后，会逐渐转好。许多女性怀孕早期有恶心、呕吐、食欲不振等现象，一般的早孕反应是生理现象，是由于体内激素的变化引起的。轻度的呕吐也会影响孕妇营养平衡，造成营养不良，影响胎儿的发育及孕妇的健康，因此恰当而积极地改善早孕反应极为重要。

那么，早孕期准妈妈应该如何缓解早孕反应呢？

心理战胜：心情要保持轻松愉快并自学一些保健知识，以充分认识早孕反应，解除心理负担。丈夫的体贴，亲属、医务人员的关心能解除孕妇的思想顾虑，增强孕妇战胜妊娠反应的信心；另外还需要一个舒适的环境，多可使症状减轻。

饮食对策：要注意食物的形、色、味，多变换食物的种类，使其引起食欲。在能吃的时候，尽可能吃想吃的东西。要减少每次进食的量，少食多餐。多喝水，多吃些富含纤维素和维生素 B_1 的食物可以防止便秘，以免便秘后加重早孕反应的症状。改善就餐环境可以转换情绪，激起孕妇的食欲。

适量活动：切忌不要以为恶心、呕吐就可以整日卧床，否则只能加重早孕反应，如果活动量太少，恶心、食欲不佳、倦怠等症状则会更为严重，易形成恶性循环。应适当参加一些轻缓的活动，如室外散步、做孕妇保健操等，都可改善心情，强健身体，起到减轻早孕反应的作用。

5. 男孩 or 女孩？概率是个神奇的东西

人们对于生男生女问题是比较敏感的，但这不是一个随意的问题，它是精子与卵子的结合，最终表现型是基因。生男生女的比例概率在医学上是 1：1 的，但事实上，并不是每个人都通用的，有些人是 1.15：1；也就是说，有些家族生男比例比生女多，这就是我们说的遗传因素。

生男生女是有奥秘的，但奥秘并非由命运决定，而是由男女双方决定的。出生性别比例在无人为选择下总体而言是 1 ：1。胎儿性别由性染色体决定，YX 代表男，XX 代表女，人体有 23 对染色体，22 对为常染色体，1 对为性染色体。

精子和卵子结合后融为一体，成为受精卵。这样，精子中的 23 条染色体和卵子中的 23 条染色体又配成 23 对染色体。如果是 X 精子和卵子结合，则受精卵中的一对性染色体为 XX，胎儿发育为女性；如果 Y 精子与卵子结合，则受精卵中的一对性染色体为 XY，胎儿发育为男性。由此可知，生男生女决定于男方的精子所携带的性染色体是 X，还是 Y，而与卵子无关。孩子的性别是在受精的一瞬间决定的，决定因素父母双方各占一半。

早在 20 世纪 70 年代，科学家们就研究过这个问题。研究者通常用 pH 值来表示酸碱度，pH 值等于 7.0 时溶液为中性，小于 7.0 为酸性，而大于 7.0 的溶液为碱性。研究者用 pH 值 5.2 ～ 8.0 的酸性和碱性溶液对两种精子又洗又泡，但是结果发现 x 精子和 y 精子的活力变化并没有明显区别。还有研究者用不同酸碱度的溶液处理兔子的精子，然后再进行人工授精，生出来的小兔子在性别比例上也没有显著区别；而且在这个实验中，用酸性溶液泡过的精子生出来的雄兔子比例反而要略微高一些，但不具有统计学意义。可见，没有科学证据支持"x 精子耐酸、y 精子耐碱"的说法。所以，用碱性溶液冲洗阴道的办法，并不能增加生男孩的机会，反而会因为破坏了阴道内正常的酸性环境而容易患上阴道炎。如果怀孕期间感染上阴道炎，严重时会有导致流产、早产的风险。

事实上，精子 Y 较脆弱，不能像精子 X 那样长久等候，越接近排卵期，宫颈黏液愈稀薄，而越偏碱，这种环境则越适宜于 Y 染色体生存。反之亦然。而女性感觉高潮程度越高，碱性的分泌液愈多，Y 精子就更容易生存。同样道理，将精液射到阴道浅部，有意增加 Y 精子长距离穿越困难，有利于 X 精子遥遥领先，抢先和卵子结合。

网络有很多关于生男生女的传言，大部分并不正确，这也只是机会多少的问题，生男生女还是应该顺其自然的好。

如果因为某种遗传病需要选择胎儿性别时，可通过如下方法鉴别。

B 超：在怀孕 16 周以上才可以进行，准确率 80%，并且需要胎位配合。

羊水穿刺：在怀孕 16 ~ 20 周进行，准确率 99%，有 1% 流产率。

绒毛活检：在怀孕 10 ~ 12 周进行，准确率 99%，有 3% ~ 5% 流产率并造成胎儿手脚残疾。

DNA 血液鉴定：怀孕 7 周就可以抽血鉴定性别，准确率 99.4%，最可靠。

6. 孩子像妈妈还是爸爸，我教你简单推测法

除了孩子的健康和性别，一般准爸爸准妈妈猜测最多的是孩子将来会像谁，当然，这种猜测相比关于孩子健康的担忧要轻松、愉悦很多。虽然对于天下所有的父母来说，只要是自己的孩子，无论漂亮与否，聪明与否，像妈妈还是像爸爸，都不会影响他们对孩子满满的爱。

有这样一个故事：货郎为了养家糊口远走他乡，有一天在大街上忽然遇到了同样多年未归的同乡，得知同乡正好要回老家去。货郎大喜，便拜托同乡给家中的儿子带点东西回去。

同乡说："我不认识你家孩子啊！"

货郎得意地说："好认得很，咱村最漂亮的那个就是我儿子。"

谁知，同乡回去后，在村子里转了好几圈，怎么都觉得自己的儿子最

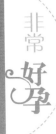
漂亮，于是便将东西给了自己的儿子。

当然，这只是一个笑话，却反映了天下父母对子女无限的爱。虽然孩子生出来像谁对于父母来说并不重要，但难免去猜测、幻想，既然如此，那我就说说基因的遗传规则吧。

眼睛形状

父母的眼睛形状对孩子的影响显而易见。对于孩子来讲，眼形、眼睛的大小是遗传自父母的，而且大眼睛相对小眼睛而言是显性遗传。只要父母双方有一个人是大眼睛，生大眼睛孩子的可能就会大一些。

单眼皮还是双眼皮

一般来讲，单眼皮与双眼皮的人结婚，孩子极有可能是双眼皮。所以，一些孩子出生时是单眼皮，成年后又会变成双眼皮。据统计，在婴幼儿中双眼皮的比例不过才 20%，中学生是 40%，大学生大约占到 50%。但如果父母都是单眼皮，一般孩子也会是单眼皮。

眼睛的颜色

在眼睛颜色方面，黑色等深颜色相对于浅颜色而言是显性遗传。也就是说，如果你羡慕蓝眼睛，选择了一个蓝眼睛的人做了爱人，但因为你是黑眼睛，所生的孩子很有可能不会是蓝眼睛。

睫毛的长短

长睫毛也是显性遗传的，父母双方只要有一个人拥有动人的长睫毛，孩子遗传长睫毛的可能性就非常大。

鼻子

一般来讲，鼻子大、高而鼻孔宽的人呈显性遗传。父母双方中有一人是挺直的鼻梁，遗传给孩子的可能性就很大。另外，鼻子的遗传基因会一直持续到成年，也就是说，小时候矮鼻子的人，长到成年时期还有变成高鼻子的可能。

寿命

寿命是有遗传基础的。我们可以看到，有些家族中的成员个个长寿，但也有短命的家族存在。寿命的长短有家族聚集的倾向性，如果你的家族中有长寿的先例，那么你的孩子长寿的可能性是很大的。最有说服力的是对同卵双生子的调查。资料统计，60～75岁去世的双胞胎，男性双胞胎死亡的时间平均相差4年，女性双胞胎仅差2年。不过，寿命也受环境因素的影响，如饮食习惯、生活环境、工作环境等，也在不同程度上左右着人的寿命。

身高

研究表明，人的身高有70%取决于遗传，后天因素的影响只占到30%。一般来讲，如果父母身材较高，孩子身材高的机会为30%，矮的机会为10%，身材偏矮则反之；如果父母中一人较高，一人较低，就取决于其他因素。

胖瘦

胖瘦的体形有一定的遗传性，不同的人，吃同样的食物，有同样的运动量，但有的人体形正常，有的人却偏胖或偏瘦。研究认为：不同的人有着不同的代谢率，通常代谢率较低的人就容易长胖，这是由于体形遗传因素而决定的。如果父母体形属于容易长胖的那种类型，孩子就容易偏胖。如果父母中有一人肥胖，孩子发胖的机会是30%。如果父母双方都肥胖，孩子发胖的机会是50%～60%。

肤色

肤色在遗传时往往不偏不倚，让人别无选择。它总是遵循着"相乘后再平均"的自然法则。比如，父母皮肤较黑，那他们有白嫩肌肤的孩子的机会很小；如果父母中一个人较黑，一个人较白，孩子将会是中间肤色。因此，黄种人生的孩子，一定是黄种人的肤色。假如非洲人与亚洲人结婚，生出的孩子皮肤也很黑。

耳朵

耳朵的形状是遗传的，而且大耳朵是显性遗传，小耳朵是隐性遗传。父母双方只要一个人是大耳朵，那么孩子就极有可能也是一对大耳朵。

下颚

下颚绝对是显性遗传，父母任何一方有突出的大下巴，孩子十有八九会长成相似的下巴，这种特征表现得非常明显。

声音

孩子的声音通常都会非常接近父母，其相似程度会比长相、形体更甚。如果父亲笑声爽朗，母亲又是个大嗓门，很难想象孩子会细声细气。通常儿子的声音与父亲很接近，女儿的声音则很像母亲。声音的高低、音量、音质等各方面，不仅与喉头有关，还要由鼻的大小、张口的大小、舌的长短、颜面的骨骼等各因素综合决定。而且，这些方面无不遗传父母的基因，所以声音遗传是不奇怪的。但是，这种由父母生理解剖结构所影响的音质如果不美，大多数可以通过后天的发音训练而改变。因此，某些声音条件并不优越的人，通过后天的发音训练会发生声音改变。这样，也可以使某些声音条件并不优越的人，通过科学、刻苦的练习，圆一个拥有甜美圆润嗓音的梦。

智力

虽然智力不完全由遗传因素所决定，但与遗传有一定关系。人的智力取决于遗传、环境两方面的因素。一般认为，遗传发挥着很大的作用，环境则决定了另外40%。有人长期研究过一群智商在140分以上的孩子，从中发现这些孩子长大后一直保持优秀的才智，他们的孩子的智商平均为128 分，远远超过一般孩子的水平。而那些精神缺陷者，他们的孩子当中有 59% 的人有精神缺陷或智力迟钝。据科学家评估，就遗传而言，妈妈聪明，生下的孩子大多聪明，如果是个男孩子，就会更聪明。这其中的原因在于人类与智力有关的基因主要集中在 X 染色体上。女性有 2 个 X 染色体，男性只有 1 个，所以妈妈的智力在遗传中就占有了更重要的位置。

在智力遗传中，不仅包括智商，还包括情商。所谓的情商，是指人的个性、脾气、处事能力、交际能力等方面。比如有些孩子在处事能力、交际能力方面像爸爸，而另外一些方面，如个性、脾气与母亲很相像。此外，孩子的智力与环境也有很大的关系，智力的实际表现还要受后天的极大影响。

天赋

无论是爸爸还是妈妈，在某些方面的天赋都有可能遗传给孩子，使孩子在某些方面的潜力很高。因此，父母的某种天赋在周围环境影响下，如果适当地进行开发，就可以使孩子在这方面有更好的发展。自古以来，出现了许多极具天赋的家族，如音乐家巴赫、莫扎特和韦伯家族中，几代人中都有诸多的音乐家出现。这种智力的家族聚集性现象，恰恰说明了先天和后天因素对才艺天赋的作用。

秃顶

秃顶只传给男子。比如，父亲是秃顶，遗传给儿子概率则有 50%，就连母亲的父亲，也会将自己秃头的 25% 的概率留给外孙们。

青春痘

这个让少男少女耿耿于怀的"面子问题"，居然也与遗传有关。因为父母双方若患过青春痘，子女们的患病率将比无家庭史者高出 20 倍。

双胞胎

　　双卵双胎的一般为母系遗传，单卵双胎的情况与遗传无关。若女性本身为双卵双胎之一，分娩双胎的概率比丈夫为双卵双胎之一者更高，提示母亲的基因型影响比父亲大。

小结：好孕来了，好好呵护宝宝吧

　　如果能多了解一些怀孕的早期信号，孕妇就能及时地进入被保护状态，也就减少了一些烦恼，同时能减少对胎儿的意外伤害，对优生优育有着极为重要的意义。

　　因为怀孕早期，对于整个妊娠期来说，还只是一个开始，我们有 280 天的时间与宝宝分分秒秒在一起，妈妈需要时时刻刻保护宝宝的安全，让宝宝能够健康平安地来到世上。

　　在妊娠早期，停经 6 周左右，孕妇体内绒毛膜促性腺激素（HCG）增多，胃酸分泌减少及胃排空时间延长，导致头晕乏力、食欲不振、喜酸食物或厌恶油腻、晨起呕吐等一系列反应，统称为妊娠反应。这些症状一般不需特殊处理，妊娠 12 周后随着体内 HCG 水平的下降，症状多自然消失食欲恢复正常。

　　那么，等痛苦的妊娠反应过去后，你将有大把的美好时光与宝宝在一起。

　　在此，祝愿你有一个与众不同而又美好的孕程！